知っておこう！「119番」通報のしかた

① 119番に電話する

消防署(庁)です
火事ですか？
救急ですか？

救急です。

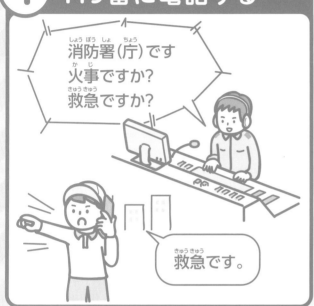

② 住所を伝える

そこは何市、何町、何丁目、何番地ですか？

○○町、3丁目……

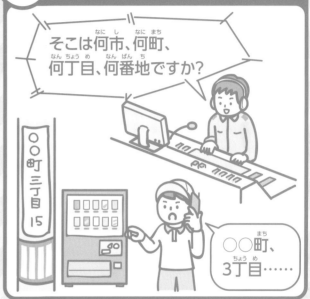

③ ようすを伝える

どうしましたか？

人がたおれています。

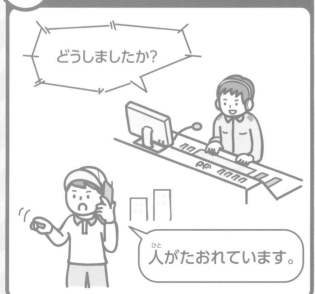

④ 救急車を待つ

すぐに救急車が向かいます。

待ってます！

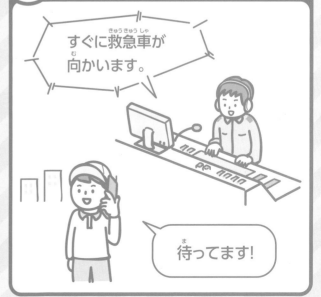

楽しい調べ学習シリーズ

よくわかる病院

役割・設備からはたらく人たちまで

梶　葉子

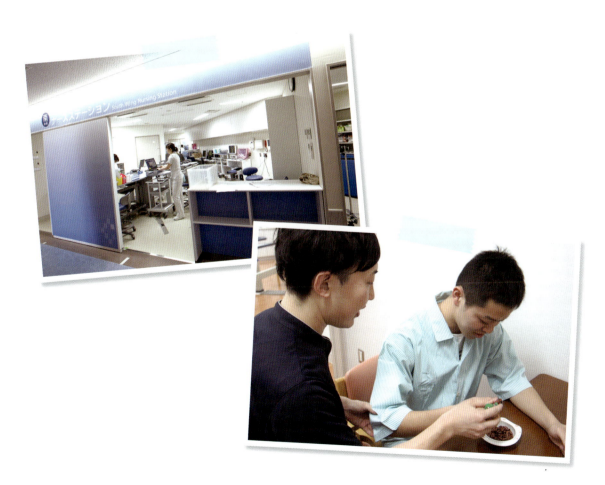

PHP

これが救命医療の

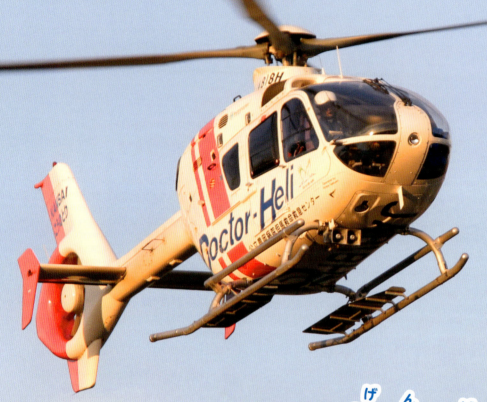

現場だ

たいせつな命を救うために

命にかかわる重傷のケガ人や病人がいる現場に出動するドクターヘリ。1分1秒でも早く治療を始められるよう、ヘリにはさまざまな医療機器が設置され、医師と看護師が乗りこみます。必要と判断されれば、猛スピードで飛ぶヘリの中で手術が行われることもあります。

青空に映える赤いラインと青いDoctor-Heliの文字。たいせつな命を救うため、ドクターヘリは今日も現場に急行する。

119番通報を受けた消防署は、患者の状態によって救急車を出動させたり、病院にドクターヘリの出動を要請したりする。消防署からの出動要請を受けた医師や看護師は、急いでヘリに乗りこむ。そして、出動要請を受けてからわずか4〜5分でヘリは病院から飛び立ち、現場に急行する。救急患者を救うため、地域の消防と医療機関はつねに連携・協力して仕事をしている。

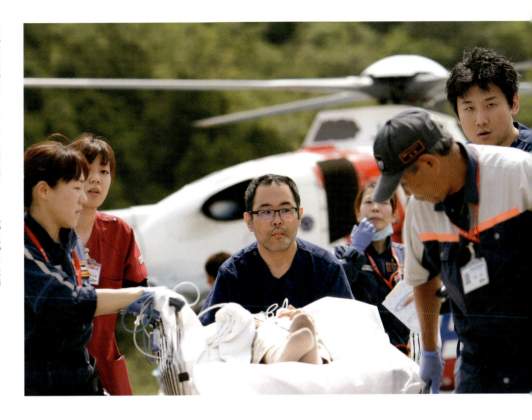

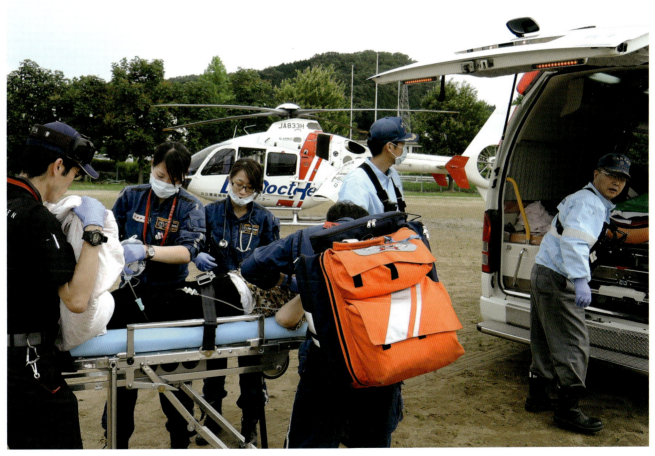

救急車とドクターヘリが同時に出動し、救急車が現場から患者を乗せてヘリが着陸している場所まで搬送することもある。

よくわかる病院 もくじ

これが救命医療の現場だ ……………………………………………… 2

はじめに
もし、病気やケガをしたら!? ……………………………………… 6

第1章 病院ってどんなところ？

病院って何だろう？ ………………………………………………… 8
どんな病院があるの？ ……………………………………………… 10
外来・入院患者の治療 ……………………………………………… 12
救急診療 ……………………………………………………………… 14
予防医療 ……………………………………………………………… 16
病院を探検しよう！ ………………………………………………… 18
受付・事務室 ………………………………………………………… 20
一般外来 ……………………………………………………………… 22
手術室 ………………………………………………………………… 24
病　棟 ………………………………………………………………… 26
リハビリテーション室 ……………………………………………… 28

【コラム】日本の医療機関の歴史 ………………………………… 30

第2章 病院ではたらく人びと

病院長 ……………………………………………………………… 32
外科医 ……………………………………………………………… 34
麻酔科医 …………………………………………………………… 35
医師の一日 ………………………………………………………… 36
内科医 ……………………………………………………………… 38
小児科医 …………………………………………………………… 39
放射線科医 ………………………………………………………… 40
病理医 ……………………………………………………………… 41
総合診療医 ………………………………………………………… 42
救急医 ……………………………………………………………… 43
一人前の医師になるために ……………………………………… 44
看護師 ……………………………………………………………… 46
診療放射線技師 …………………………………………………… 48
臨床検査技師 ……………………………………………………… 50
臨床工学技士 ……………………………………………………… 52
理学療法士 ………………………………………………………… 54
作業療法士 ………………………………………………………… 55
言語聴覚士 ………………………………………………………… 56
視能訓練士 ………………………………………………………… 57
管理栄養士 ………………………………………………………… 58
病院薬剤師 ………………………………………………………… 60

さくいん …………………………………………………………… 62

はじめに

もし、病気やケガをしたら!?

わたしたちがくらす地域には、保健所、消防署、病院、診療所（医院・クリニック）、薬局など、医療に関するさまざまな施設があり、相互に連携・協力し合って地域の医療体制を形づくっています。わたしたちが毎日の生活を安心して送るためには、万が一病気になったりケガをしたりしたとき、いつでもどこでも医療を受けられるしくみがしっかりできていることが、とても重要です。

わたしたちは医療のたいせつさを知り、いまのしくみがこわれてしまわないようにしなければなりません。タクシー代わりに救急車をよんだり、救急ではないのに自分の都合で救急診療を受けたりせず、正しく利用していくことがたいせつです。

✚ この本の使い方 ✚

第1章では、病院のたいせつな役割と、実際の病院の内部を紹介しています。診察だけではない、病院のいろいろな役割を見てみましょう。また、病院内で実際にどんなことが行われているのか、病院を探検している気分になって読んでみてください。

第2章では、病院ではたらくさまざまな人たちを紹介しています。病院にいるのは医師や看護師だけではありません。いろいろな部署で大勢の人たちが、患者の病気やケガを治すために、また病院を運営するためにはたらいています。みなさんが将来、なりたいと思う人、やりたいと思う仕事があるかもしれません。

こうやって調べよう

もくじを使おう
知りたいことや興味があることを、もくじから探してみましょう。

さくいんを使おう
さくいんを見れば、知りたいことや調べたいことが何ページにのっているかがわかります。

第1章

病院ってどんなところ？

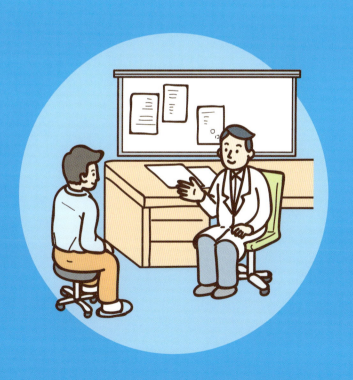

診療を行う医療機関

病院って何だろう？

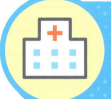

わたしたちが病気になったりケガをしたりしたときに、診療や検査、手術、投薬などの治療を行う場所を医療機関といいます。

わたしたちがくらす地域にある医療機関

医療機関には、病院や診療所、薬局などがあります。診療所には、○○医院や△△クリニックという名前がついているものもあります。

病院と診療所は、患者が入院するためのベッドがいくつあるかで区別されています。ベッドのことを病床といい、1床、2床と数えますが、病床が20床以上あると「病院」、19床以下が「診療所」です。ベッドを置かずに、診療だけを行う診療所もたくさんあります。

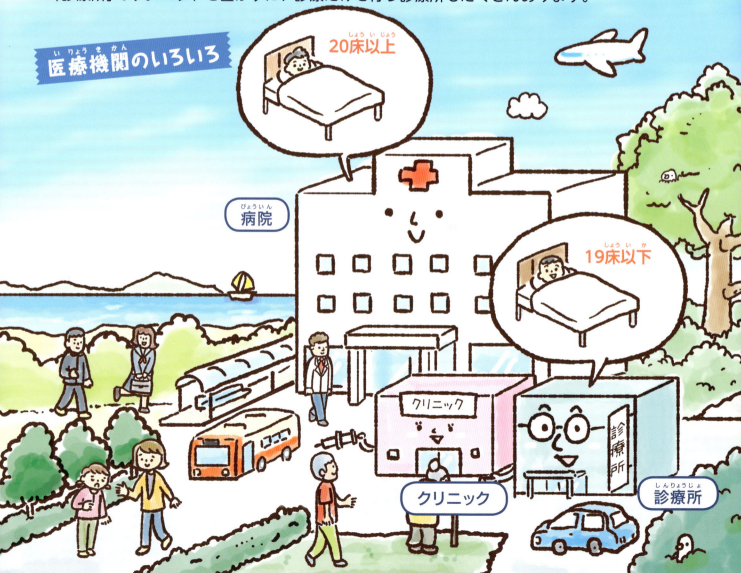

医療機関のいろいろ

第1章 病院ってどんなところ？

国民全員が入る公的医療保険

　日本には、「国民皆保険制度」というしくみがあります。国民全員が公的な医療保険に加入し、一定の額の保険料や税金をしはらうことで、病気になったりケガをしたりしたときに治療費にこまらないよう、そなえるものです。

　病院や診療所のほとんどは、この公的保険制度での診療を行っており、窓口で保険証を見せれば、治療費全体の1割〜3割の自己負担で治療を受けることができます。多くの診療は保険で受けることができますが、中には保険では受けられず、治療費全額を自費ではらう医療もあります。これを保険外診療といいます。

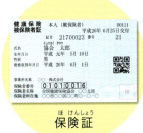
保険証

保健所の役割

　都道府県や政令指定都市などには、保健所が設置されています。保健所には医療機関と同じように医師や歯科医師、獣医師などがおり、公的な機関として医療機関や医療機関ではたらく人を管理する役割があります。

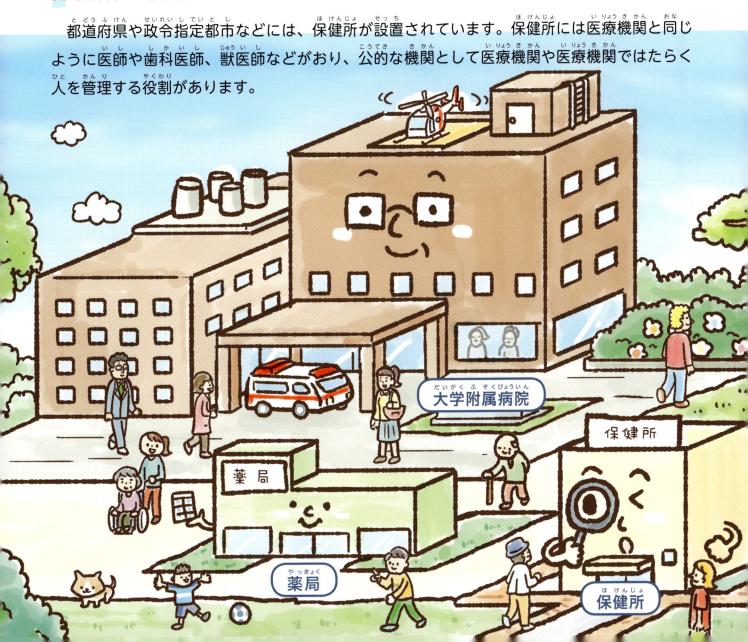

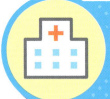

病院の種類を見てみよう
どんな病院があるの？

病院にはいくつかの種類（類型）があります。どんな病院があるのか見てみましょう。

いろいろな種類がある一般病院

　一般病院には、内科や外科、小児科、耳鼻科、眼科など多くの診療科がある病院や、脳や胃など、からだのさまざまな場所を専門に診療する病院（脳外科病院や胃腸科病院、整形外科病院など）、病気やケガの治療をしたあとに心身の機能回復を専門に行うリハビリテーション病院などがあります。

　また、医学部や歯学部などのある大学が運営する大学附属病院、国や県、市などの自治体が運営する公立病院、医師個人が運営する個人病院など、病院の運営母体によって分けることもあります。

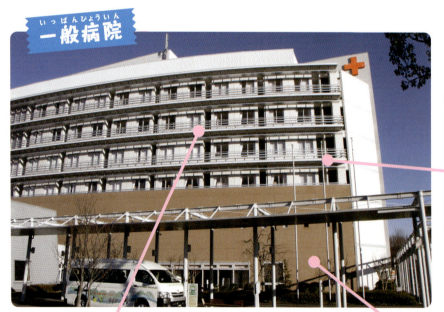
一般病院

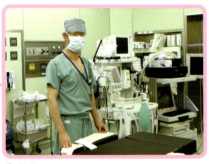
外科医

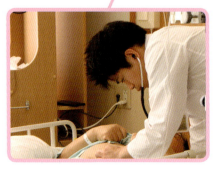
内科医

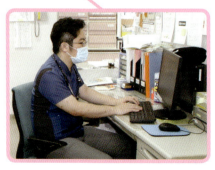
小児科医

第1章　病院ってどんなところ？

高度な診療を行う特定機能病院

一般病院の中には、特定機能病院とよばれる病院があります。特定機能病院は国の厚生労働大臣から承認された病院で、とくに重症の病気やケガの患者の治療を行います。特定機能病院として承認されるには、定められた診療科（16以上）と病床数（400床以上）があり、集中治療室（ICU）や無菌病室などが設置されていて、医師や看護師、薬剤師など診療にたずさわる人たちが決められた数以上いなければならない、といった条件があります。

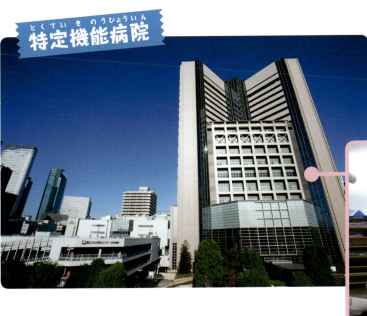

特定機能病院

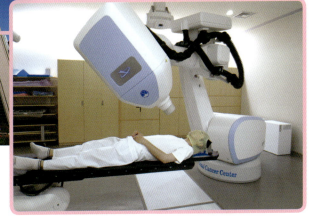

全国で80以上の病院が特定機能病院として承認されている。国立がん研究センター中央病院は、がんの診療を専門とする病院。

精神科の患者のための精神科病院

精神科病院とは、おもに精神科の患者が入院するための病院のことをいいます。

心のはたらきについて勉強した精神科医が、患者から話を聴き、心の悩みの原因を探る。

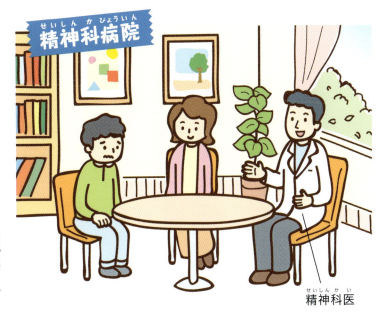

精神科病院

精神科医

病院のたいせつな役割①
外来・入院患者の治療

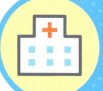

病院のもっとも基本的な役割は、病気やケガの治療をすることです。患者は、病院に通って医師の診察・治療を受けたり、入院して手術などの治療を受けたりします。

病院に通って診療を受ける外来

病院に通ってくる患者を診察・治療することを、「外来診療」といいます。また、外来診療が行われている場所の受付や待合室、診察室などの全体を「外来」とよびます。

外来には、内科や外科、小児科、皮膚科、眼科などいろいろな診療科があり、それぞれ専門の医師がいて診療をしています。ふつうの外来（一般外来）のほかに、突然の病気やケガなど緊急の患者を診療する救急外来もあります。

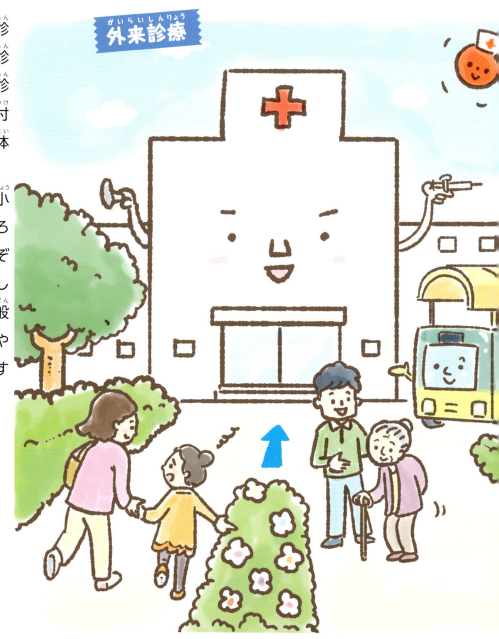

外来診療

受付時間内に病院へ行き、診療を受ける。来院した患者が初めて診療を受けることを「初診」、続けて診療を受けることを「再診」という。

病院にとまって治療する入院

病院にとまって治療することを、「入院」といいます。病気やケガの状態が重く、外来では十分な治療ができないときや、くわしい検査や手術が必要なときなどに入院します。

入院は、医師が患者を診察して、この患者には入院による治療や検査が必要だと判断したときに、患者本人や家族の同意を得て行います。

検査や治療、手術のために、入院する日程をあらかじめ決める場合を「予定入院」という。また、一刻も早く治療するためにすぐに入院することを「緊急入院」という。

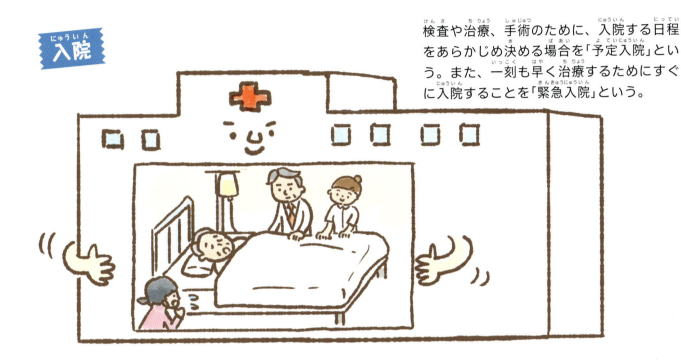

リハビリテーションと退院

病気やケガで障がいを負ったり、長く入院して体力が落ちたときなどには、病院のろうかを歩いたり、リハビリテーション室で心身の機能を回復させるためのさまざまな訓練を行ったりします。

医師が診察し、病気やケガ、体力や心身の機能が十分に回復し、もう入院の必要がなくなったと判断したら、退院します。

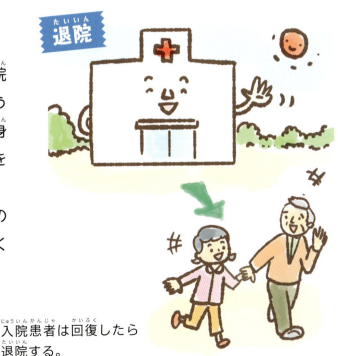

入院患者は回復したら退院する。

病院のたいせつな役割②
救急診療

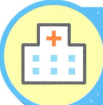

突然の事故や災害でケガをしたり、急に病気になってたおれたりした人を緊急に治療することも、病院のたいせつな役割です。

救急車で運ぶ

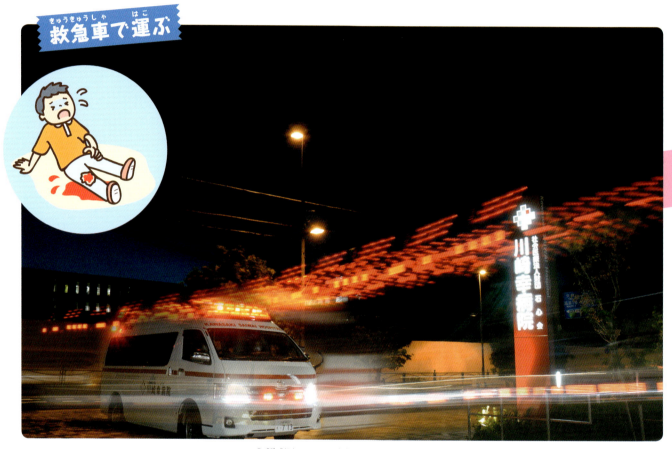

急病人やケガ人を乗せて、救急車やドクターカー※が病院へ向かう。

救急診療の3つのレベル

緊急に診療・治療を行うことを救急診療といい、患者の病気やケガの状態（重症度）によって3つのレベルに分かれています。

1つは、外来や救急外来で医師の診察やケガの手当を受け、そのまま家に帰ることができる場合（一次救急）、2つめは入院や手術が必要な場合（二次救急）、3つめはとても重症で命にかかわるため、高度な診療ができる救命救急センターなどでの治療が必要な場合（三次救急）です。どのレベルの救急診療ができるかは、病院によってことなります。

※救急車の一種。医師や看護師が乗り、病人やケガ人のいる現場へ直接出動する。

第1章 病院ってどんなところ？

24時間365日、救急診療をするER

　大学附属病院や規模の大きな病院には、ERという救急外来があります。ERは英語のEmergency Roomの略で、もともとはアメリカやカナダなど、北アメリカの病院で行われている救急医療システムのことをいいます。

　ERでは24時間365日、どんなレベルの救急患者でも受け入れます。ERには救急診療専門の救急医がいて、患者の重症度によって診療の優先順位をつけ、その患者にもっとも適した治療が素早く行われます。

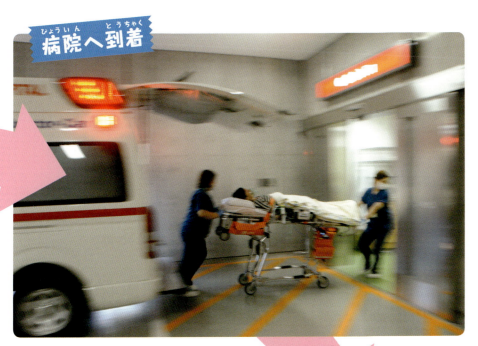

病院へ到着

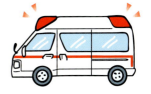

患者は院内に運ばれ、診療を受ける。

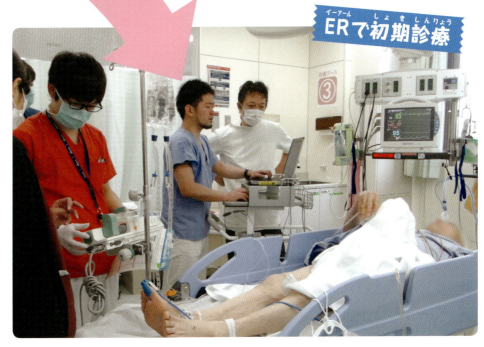

ERで初期診療

診察をしながら、「すぐに治療を開始しなければ命が助からない患者さんなのか？　入院して治療したほうがいいのか？　ほかの病院での専門治療を受けるべきか？　外来通院で診ても大丈夫なのか？」を判断する。このように治療の優先度を決めることを「トリアージ」という。

病院のたいせつな役割③ 予防医療

健康診断や人間ドックを行って、病気を早く見つけたり予防したりすることも、病院のたいせつな役割です。

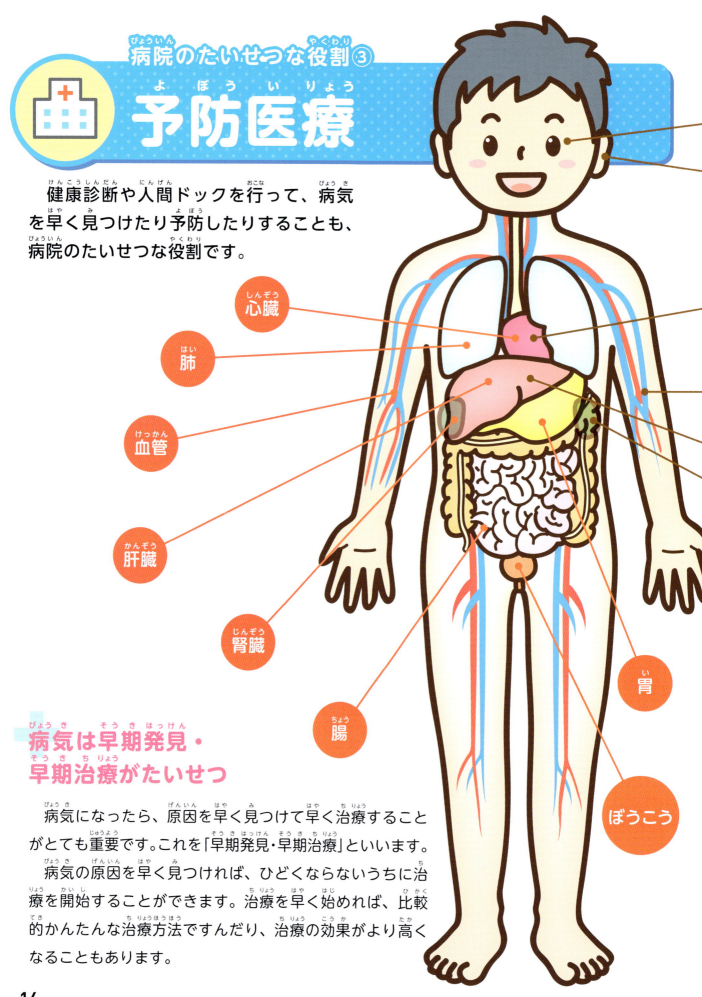

心臓／肺／血管／肝臓／腎臓／腸／ぼうこう／胃

病気は早期発見・早期治療がたいせつ

病気になったら、原因を早く見つけて早く治療することがとても重要です。これを「早期発見・早期治療」といいます。

病気の原因を早く見つければ、ひどくならないうちに治療を開始することができます。治療を早く始めれば、比較的かんたんな治療方法ですんだり、治療の効果がより高くなることもあります。

第1章 病院ってどんなところ？

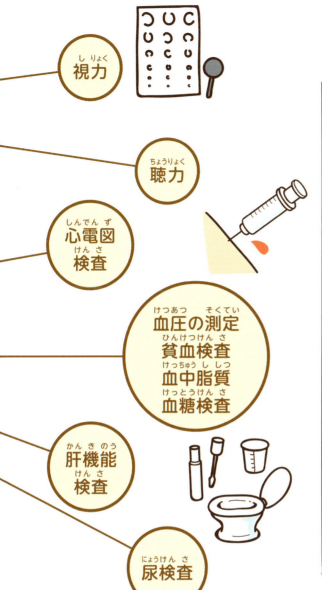

定期健康診断の基本項目

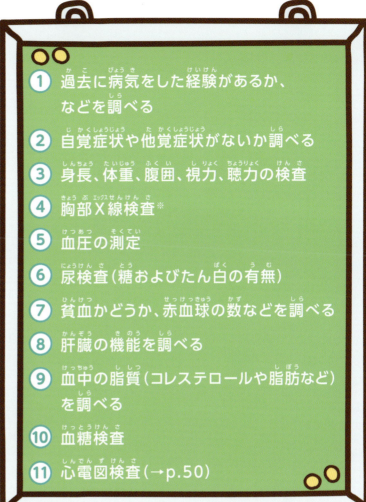

① 過去に病気をした経験があるか、などを調べる
② 自覚症状や他覚症状がないか調べる
③ 身長、体重、腹囲、視力、聴力の検査
④ 胸部X線検査※
⑤ 血圧の測定
⑥ 尿検査（糖およびたん白の有無）
⑦ 貧血かどうか、赤血球の数などを調べる
⑧ 肝臓の機能を調べる
⑨ 血中の脂質（コレステロールや脂肪など）を調べる
⑩ 血糖検査
⑪ 心電図検査（→p.50）

※放射線を使用して、影絵のように写真を撮る。放射線は体を透過するので、からだの後ろにフィルムを置いておけば写真を撮ることができる。

健康診断と人間ドック

早期発見・早期治療のためには、健康診断や、よりくわしい検査をする人間ドックを定期的に受けることがたいせつです。

健康診断は、学校や会社、市区町村などでも行われますが、自費で病院で受けることもできます。基本的な項目として身長・体重の測定やX線、視力、血液、尿の検査などがあり、がんなど心配な病気を追加して検査することもできます。

人間ドックでは、よりくわしい検査が受けられます。「ドック」というのは船の点検や修理を行う場所のことです。人間の点検や修理をする場所という意味で、「人間ドック」といいます。

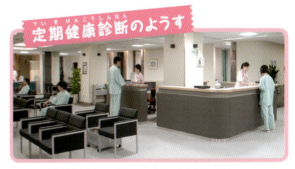

定期健康診断のようす

健康診断を受ける人が順番を待つ。

外来からリハビリテーション室まで

病院を探検しよう！

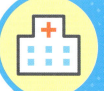

大きな病院にはさまざまな部屋があり、診療が行われています。

病院の内部

わたしたちがくらす地域には、何百人もの患者が入院できる大きな病院から、20〜30人ぐらいが入院できる小さな病院まで、いろいろな病院があります。ここでは、ある大病院の内部を探検してみましょう。

大きな病院の屋上には、ドクターヘリが発着できるヘリポートがあります。命にかかわる重症患者が運ばれてくると、屋上で待機していた医師や看護師がかけより、患者をストレッチャーに乗せて、急いで処置室に運びます。

また、大きな病院には手術室が複数あり、いくつもの手術を同時に行うことができます。

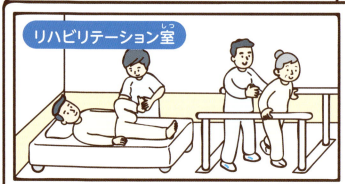

リハビリテーション室

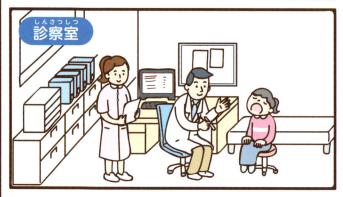

診察室

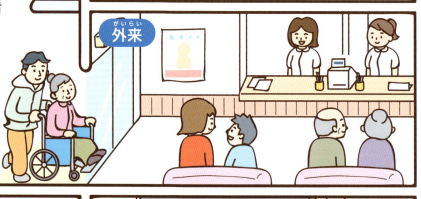

外来

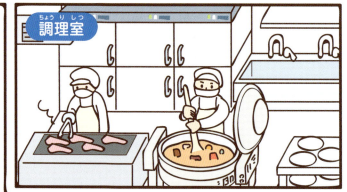

調理室

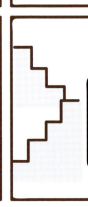

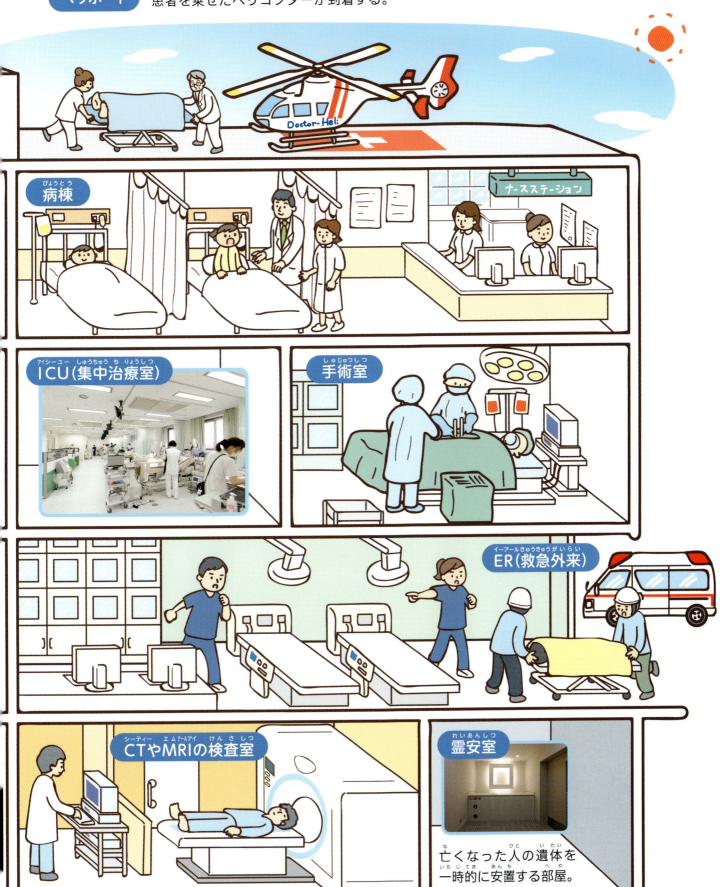

病院の顔
受付・事務室

　ここからは病院の代表的な場所の役割についてくわしく見てみましょう。病院には患者を治療するためのいろいろな場所があり、専門の仕事をする人たちが大勢はたらいています。

　受付は、病院の顔ともいえる場所です。受付のおくには事務室や医療相談室もあります。

受付の役割

　病院の正面入り口を入ると、受付ロビーがあります。受付ロビーには、受付カウンターやベンチ、会計の順番を表示する電光掲示板などがあります。

　受付カウンターでは、初めて診療を受けるときや入院をする際の手続き、診療を終えた後の会計などをします。

　また、受付ロビーには、再診受付機や診療費支払機が設置されていて、診察券を入れて再診の受付をしたり、お金や銀行のカードなどを入れて診療代をしはらったりすることができるしくみになっている病院もあります。

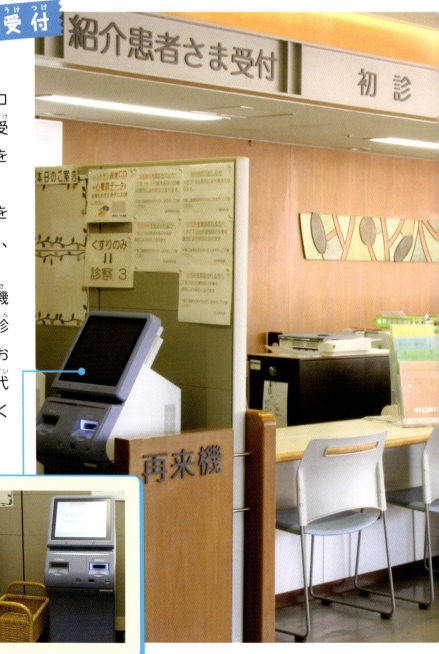

受付

再診受付機（再来機）
診察券を入れると、再診の受付が自動的にできる。

第1章 病院ってどんなところ？

事務室の役割

病院の運営には、事務的な仕事も必要です。事務室では、患者の診療・治療にかかった診療費のうち、保険でまかなわれる分を審査支払機関に請求する手続きや、たくさんの書類の処理、コンピュータシステムの管理などが、事務職員によって行われています。

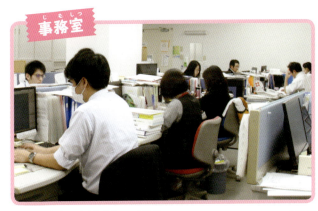

事務室

事務職員は診療費を計算したり、さまざまな情報のデータを入力したり、事務処理を行ったりする。

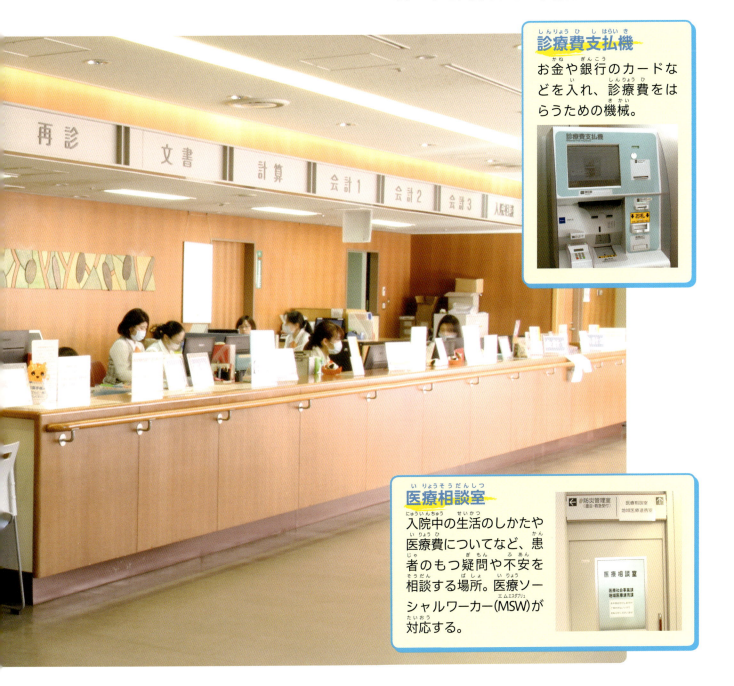

診療費支払機
お金や銀行のカードなどを入れ、診療費をはらうための機械。

医療相談室
入院中の生活のしかたや医療費についてなど、患者のもつ疑問や不安を相談する場所。医療ソーシャルワーカー(MSW)が対応する。

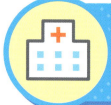

患者が来て、診療を受ける
一般外来

外来は、病院に来る患者の診療を行う場所です。

外来のしくみ

各診療科ごとに分かれていて、それぞれに受付や診察室、待合、中待合などがあります。患者は、自分の順番が来るまで待ちます。

診察の順番を待つ待合には、外の待合と中の待合（中待合）があります。順番が近くなって受付から名前をよばれたり、診察券の番号が掲示板に表示されたら、診察室により近い中待合に入って待ち、自分の順番が来たら診察室に入ります。

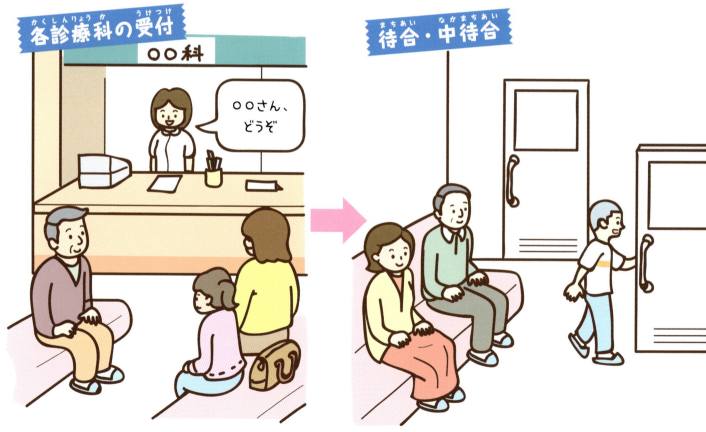

各診療科の受付
各診療科の外来には、その診療科で診察を受ける人の診察券を確認したり、順番が来た人をよびだしたりする受付がある。

待合・中待合
自分の順番が来たら一人ずつ診察室へ入る。

第1章 病院ってどんなところ？

外来診察室

　外来診察室は、小児科、内科、産婦人科などに分かれ、それぞれの診療科専門の医師がいて、患者を診察します。患者に具合を聞いたり、聴診器を当てたり、検査のデータや撮影した画像を見ながら説明をしたりします。

　また、診療科によっては、注射や傷の手当てなどの処置をします。看護師は診察や処置がスムーズにいくよう、医師の診察の前に患者に問診をしたり、診察の手順を整えたり、注射器やガーゼ、絆創膏など処置に必要なものをそろえたりします。

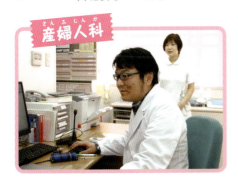
産婦人科
産婦人科医が診察する。

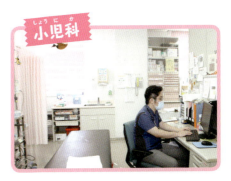
小児科
小児科医が診察する。

外来診察室のしくみ

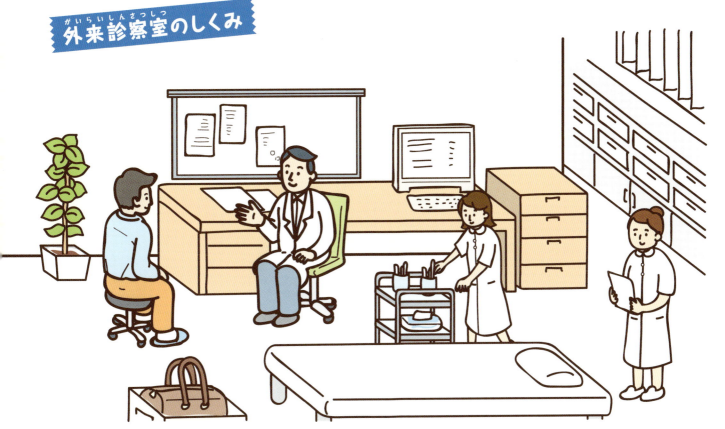

医師は患者を一人ずつ診察する。看護師は、医師の診療がスムーズに進むよう、介助する。

患部を切り、治療を行う
手術室

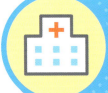

　手術室は、手術によって患者の治療を行う場所です。手術には、全身麻酔をかけて患者がねむっている間に行うものと、手術を受ける患部だけに麻酔をし、患者は目を覚ましたまま行うものがあります。

手術室のしくみ

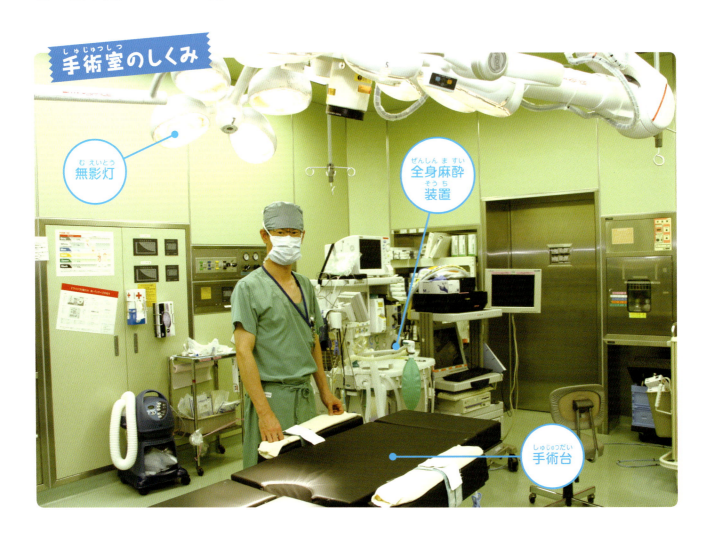

無影灯／全身麻酔装置／手術台

手術台と無影灯

　中央には患者が横たわる手術台があり、その上に無影灯とよばれるライトがあります。無影灯は、手術をする医師の手元が暗く影にならないようにつくられており、手術のようすを撮影するカメラがついているものもあります。手術台の周囲には、電気メスや麻酔装置、パソコンなど、手術に必要なさまざまな機器が設置されています。

手術のようす

手術は、中心となって執刀する医師がリーダーとなり、補佐をする助手の医師、麻酔を管理する医師、手術室の準備をしたり手術中に道具を手わたしたりする看護師など、多くの人が協力して行います。

全身麻酔による手術

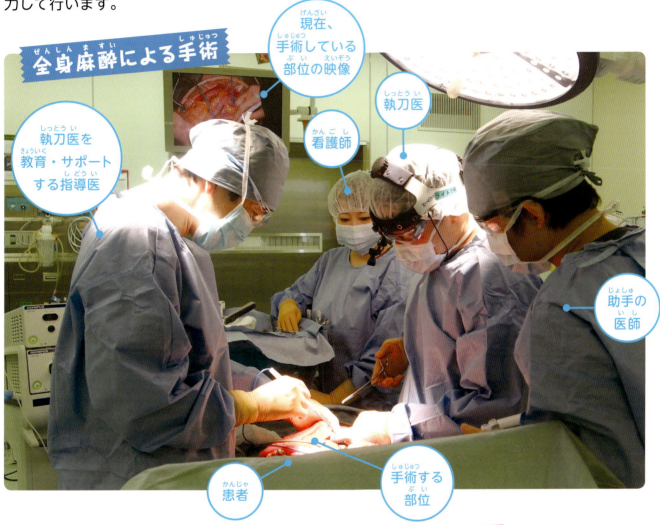

- 現在、手術している部位の映像
- 執刀医を教育・サポートする指導医
- 執刀医
- 看護師
- 助手の医師
- 患者
- 手術する部位

顕微鏡を使った手術

脳や神経、細い血管など、肉眼では見えにくい細かな部分の手術は、患部を映しだす顕微鏡の映像を見ながら行います。このような手術を「マイクロサージャリー」といいます。マイクロサージャリーでは、直径1〜2mmほどの細い神経や血管をぬい合わせてつなぐこともできます。

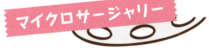

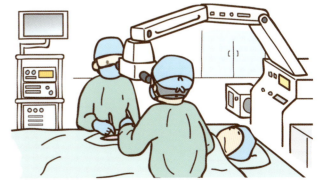

医師は顕微鏡で拡大した患部を見ながら手術をする。

病棟

入院した患者が治療を受ける

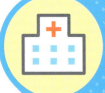

患者が入院する病室がある場所を、病棟といいます。

病棟には何があるの？

病棟には、ナースステーションを中心に病室が並んでいます。病棟は、内科の患者が入院する内科病棟、外科の患者が入院する外科病棟というように診療科ごとに分かれていることが多く、2階は内科病棟、3階は外科病棟などフロアで区別されていることもあります。

病棟で看護師は、入院患者の体温や血圧の測定、点滴や傷の手当て、食事の世話、医師の診察の補助などを行っています。

ナースステーション

各病棟には、看護師が24時間仕事をしているナースステーションがあります。

ナースステーションには、入院患者のカルテや看護記録、治療やケアのための器具、薬剤などがあります。また、入院患者の健康状態を確認するための心電図のモニターや、ナースコールなどの設備もあります。看護師が交替する際には、患者のようすなどを伝える引きつぎが行われます。

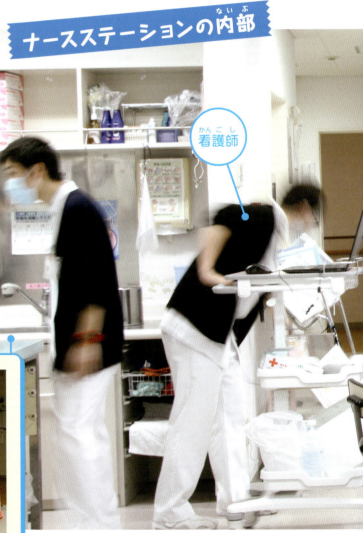

ナースステーションの内部

看護師

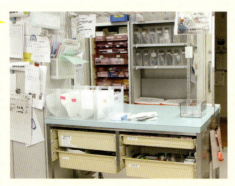

点滴処置台
患者に必要な点滴剤や薬を準備するための台。

第1章 病院ってどんなところ？

病室

病室には個室と大部屋があります。大部屋は一般的に、二人部屋、4人部屋、6人部屋があります。それぞれのベッドの横には、小さな冷蔵庫やロッカーなどがあり、患者の私物を入れておくことができます。個室は一人部屋で、トイレやシャワーがついており、ソファやテーブルがある広い個室もあります。

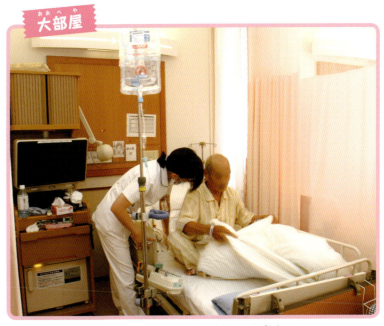

大部屋

外科病棟の病室には、手術をした患者が入院している。看護師は、患者の状態や症状を医師に正確に伝える。

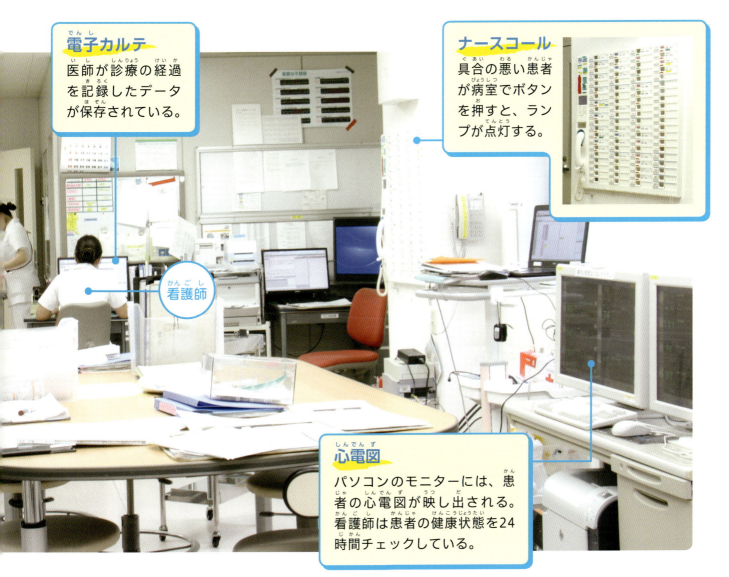

電子カルテ
医師が診療の経過を記録したデータが保存されている。

看護師

ナースコール
具合の悪い患者が病室でボタンを押すと、ランプが点灯する。

心電図
パソコンのモニターには、患者の心電図が映し出される。看護師は患者の健康状態を24時間チェックしている。

機能回復のための訓練を行う場所

リハビリテーション室

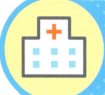

リハビリテーション室で患者は、心身のさまざまな機能を回復させる訓練をします。

リハビリって何？

病気やケガで心やからだに障がいを負ったり、大きな手術をしたり、長く入院が続いてからだの機能がおとろえたりした場合に、心身の機能を回復させるさまざまな訓練を行うことを「リハビリテーション」といいます。たんに「リハビリ」や「リハ」ということもあります。

リハビリには、手足やからだ全体の機能回復をめざすもの、口や耳、目などの機能回復をめざすもの、日常生活をするために必要な機能回復をめざすものなどがあります。リハビリテーション室では、それぞれの患者がおとろえた機能を回復させるため、一生懸命にリハビリを行っています。

リハビリテーション室のようす

ろくぼく
立ち上がるときの訓練などに使う。

平行棒
車いすから立ち上がるときにつかまったり、歩行訓練をしたりするときに使用する。

運動機器やセットを使ったリハビリ

　リハビリテーション室には、車いすから立ち上がって歩く、からだの動きをよくする、持久力をつけるなど、機能回復のために使用するさまざまな機器があります。また、日常生活に必要な階段の上り下り、入浴、台所での調理などの動作を実際にしながら訓練できるよう、家の中をそのまま再現した設備などもあります。
　運動器具のある部屋のほかに、音楽を聴く、絵をかく、人と話をするなど、いろいろな作業をするためのリハビリテーション室もあります。

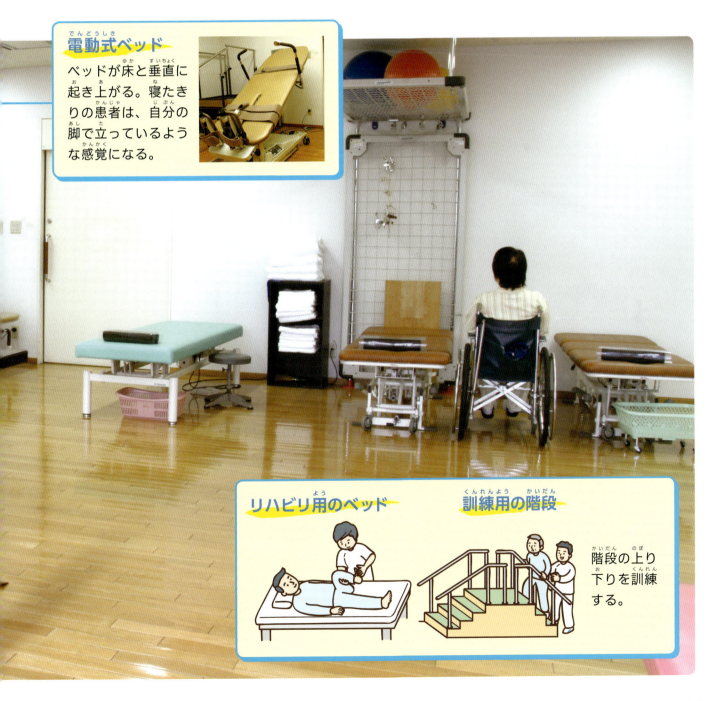

電動式ベッド
ベッドが床と垂直に起き上がる。寝たきりの患者は、自分の脚で立っているような感覚になる。

リハビリ用のベッド

訓練用の階段
階段の上り下りを訓練する。

コラム 日本の医療機関の歴史

　日本にできた最初の医療機関は、聖徳太子が大阪の四天王寺につくった、施薬院や療病院だと伝えられています。薬草を栽培して、ケガをした人や病気の人を助けたり、貧しい人の治療をしたりするためにつくられました。

　7世紀から10世紀ごろの律令制度の時代は、医療や福祉は当時の国の政府である朝廷が行う重要な仕事でした。朝廷が全国の医師たちに、給料や薬などを配っていたのです。

　ところが、鎌倉時代になって武士が政権をにぎると、律令制度はほうかいし、医師たちには給料も薬もとどかなくなります。そのため医師たちは、自分で薬を調合し、患者から治療代をもらわなければならなくなりました。

　室町時代から江戸時代にかけては、海外から来たキリスト教の布教者によって西洋医学で治療を行う病院がつくられました。しかし、豊臣秀吉や江戸幕府によるきびしいキリシタンの弾圧で、すべて破壊されてしまいました。

　江戸時代は、幕府による医療制度が十分ではなかったため、町医者とよばれる人たちが出てきました。町医者にはだれでもなれたので、きちんとした治療ができない「やぶ医者」もいました。

　明治時代になると医療制度が整備され、医師を養成する医学校やその附属病院、公立、私立の病院、江戸時代の優秀な町医者から発展した診療所も数多くつくられました。現在の日本の医療体制の基礎は、この時代につくられたといってもよいでしょう。

第2章 病院ではたらく人びと

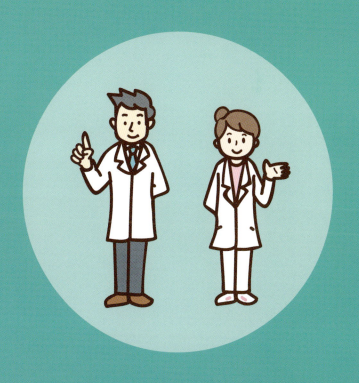

病院のリーダー
病院長

病院長は、病院ではたらく職員のリーダーとして、病院で行われるすべての医療行為に責任をもちます。

リーダーとしての仕事

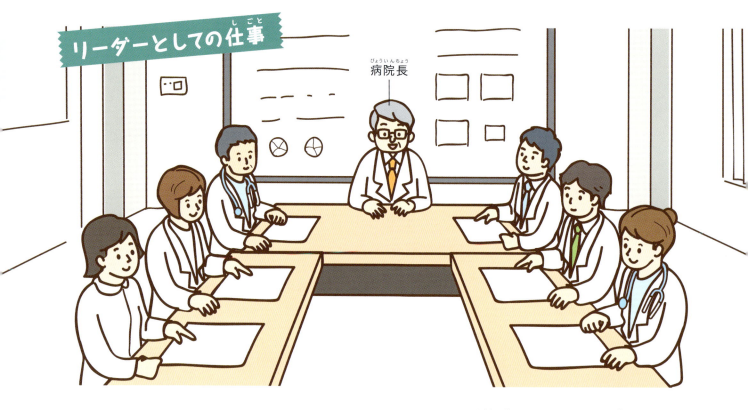

院内外のさまざまな会議に出席する。

リーダーの仕事と医師の仕事

医療法という法律で、病院長はかならず医師でなければならないと決められています。医師免許をもっていない人（医師ではない人）が病院長になることはできません。

病院長には、病院という組織のリーダーとしての仕事がたくさんあります。病院をどのように運営していくかを考えたり、職員の相談に乗ったり、院内のさまざまな会議や、地域の医師会や講演会、自治体の会議などに出たり、病院ではたらく医師を派遣してもらう大学の医学部教授にあいさつに行ったりします。

また、病院長は医師なので、病院長になっても外来診療や手術、自分が受けもつ入院患者の診察など、医師としての仕事を続けている人がほとんどです。とてもいそがしい毎日です。

第2章 病院ではたらく人びと

医師の仕事

病院長は医師なので、外来診療、手術、回診も行う。

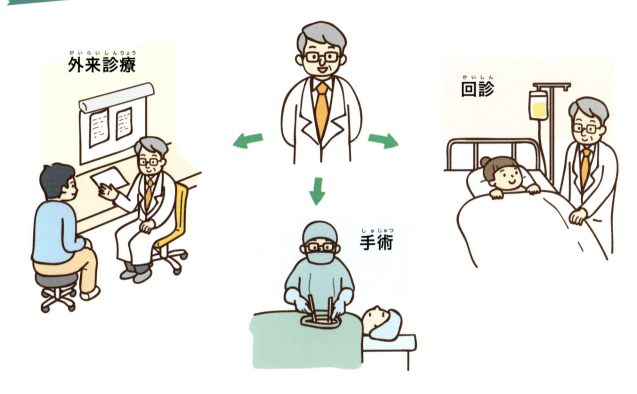

入院患者に出す食事を試食

病院で入院患者に出す食事は、毎食、医師が責任をもって試食します。これを「検食」といいます。お昼の食事の検食は病院長が担当することもあります。

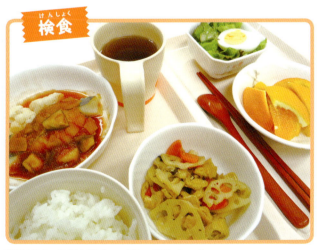

検食

病院長も入院患者と同じ昼食を食べることがある。

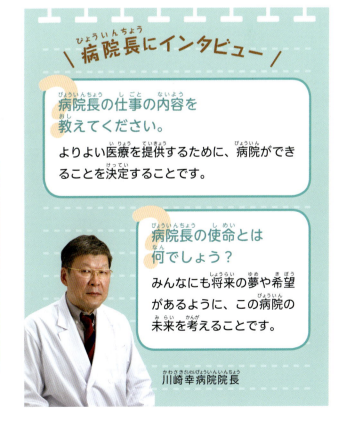

病院長にインタビュー

病院長の仕事の内容を教えてください。
よりよい医療を提供するために、病院ができることを決定することです。

病院長の使命とは何でしょう？
みんなにも将来の夢や希望があるように、この病院の未来を考えることです。

川崎幸病院院長

手術で治療する 外科医

外科医は、おもに手術をすることで患者を治療します。

外科医の種類

外科医には、心臓や血管を専門とする心臓血管外科医、お腹の中の臓器を専門とする消化器外科医、骨や関節、せきずいなどを専門とする整形外科医、脳や神経などを専門とする脳神経外科医、からだの表面の傷をきれいにする形成外科医などがいます。

いろいろな外科医

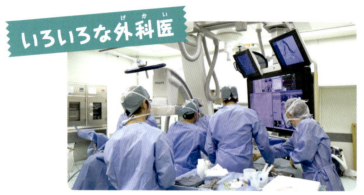

脳神経外科医

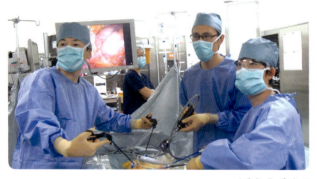

消化器外科医

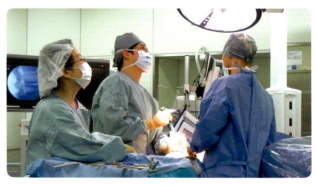

整形外科医

外科医の仕事

外科医は、手術で悪いところを切り取ったり、折れた骨や切れた筋肉、血管、神経などをつないだりします。長い時間がかかる手術も多く、ときには10時間以上かかることもあります。また、手術が終わった後、待合室で心配して待っている家族などに、手術の経過や結果を伝えるのも外科医のたいせつな役割です。

第2章 病院ではたらく人びと

薬を使って患者の痛みをコントロールする
麻酔科医

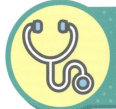

手術を受ける患者が、痛みを感じず手術を受けられるように、麻酔薬という薬を使って痛みをコントロールします。

麻酔と手術中の管理

麻酔科医は、手術を受ける患者の麻酔を担当します。手術の前日には患者や家族に麻酔についての説明をし、当日は手術をする前に患者に麻酔をかけます。

手術中は、ちゃんと麻酔が効いているか、ねむっている患者に異常がないかをつねに確認しています。手術が終わり、患者が麻酔から覚めるまで注意をはらいます。

痛みのコントロール

からだに痛みのある患者が少しでも楽になるよう、さまざまな薬を使って痛みをコントロールするのも麻酔科医の仕事です。

麻酔科医の仕事

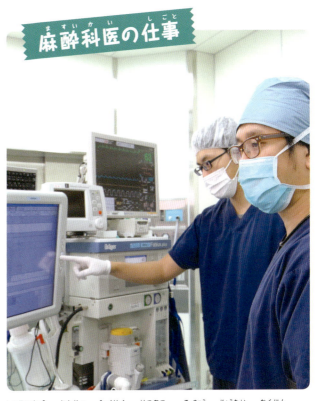

手術中は患者の脈拍や血圧、呼吸の状態を確認。

緩和ケア

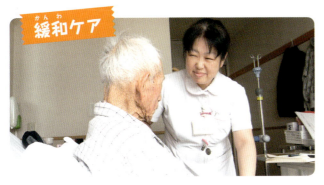

病気やケガによる痛みを和らげ、患者とその家族の生活の質を向上させるためのケアを「緩和ケア」という。

麻酔科医にインタビュー

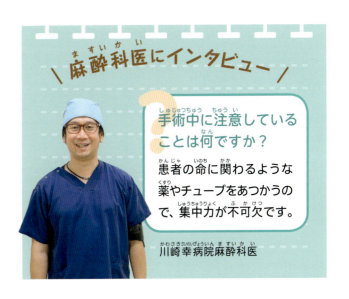

手術中に注意していることは何ですか？

患者の命に関わるような薬やチューブをあつかうので、集中力が不可欠です。

川崎幸病院麻酔科医

医師の一日

回診から手術、論文作成まで多忙な毎日

病院には外科、内科、小児科など、さまざまな診療科を専門とする医師がいます。外科医の一日を観察してみましょう。

外科医の一日に密着

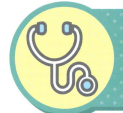

8:30

カンファレンス

外科医が集まり、前日の手術の動画や、その日に行う手術の予定を見ながら、治療法などについて話し合う。

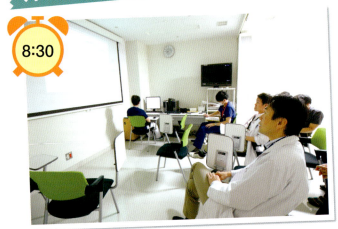

> 全力でがんばりますから、安心してください

9:30

回診

この日の午後に、大腸がんの手術を行う女性に笑顔で話しかけながら、患者の健康状態を確認。

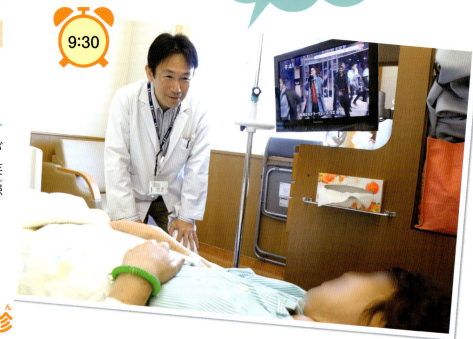

外来診療、回診

午前中は、カンファレンスを行い、その後、曜日によっては外来診療をします。外来診察室で患者を診察し、検査の指示を出したり、患者の処置などをしてカルテを作成します。

その後は病棟を回り、自分が担当している入院患者を診察します。これを「回診」といいます。

第2章　病院ではたらく人びと

手術

外科の医師の場合は、手術があります。手術は1時間ほどで終わるものから十数時間かかる大手術まで、さまざまです。患者の容態が急変し、手術の内容が変わることもあり、すべての手術が終わるのが深夜になることもあります。

昼間の仕事が終わっても、帰宅できない日があります。夜間勤務の当番（当直）になっていれば、入院患者の具合が悪くなったり、救急患者が来たりしたときのために、家に帰らず、一晩中病院で待機しています。

ほかにも、若い医師を教育したり、医療機器の導入を考えたりもします。さらに、学会で発表する研究の準備をしたり、医学論文や雑誌の記事を書いたりするなど、たくさんのデスクワークをこなします。

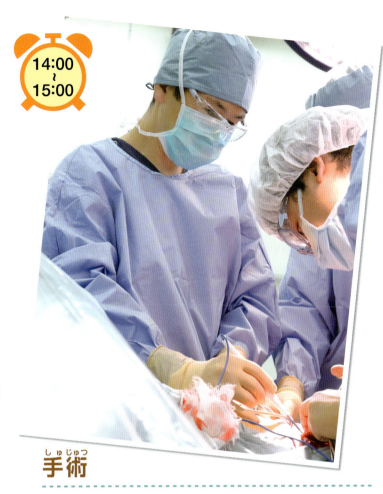

14:00〜15:00 手術

執刀医1名、指導医1名、麻酔科医1名、研修医2名、看護師1名が、大腸がんの手術を行った。

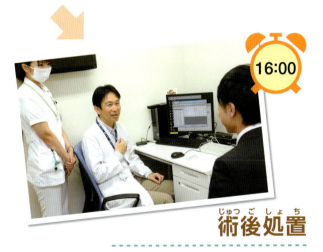

16:00 術後処置

患者とその家族に手術が成功したことを報告。手術記録を作成。

20:30 帰宅（または当直）

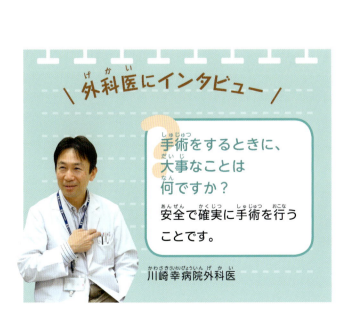

外科医にインタビュー

手術をするときに、大事なことは何ですか？

安全で確実に手術を行うことです。

川崎幸病院外科医

薬を使って治療する
内科医

内科医は、おもに薬を使って患者の治療をします。内視鏡を使った検査や治療をすることもあります。

回診のようす

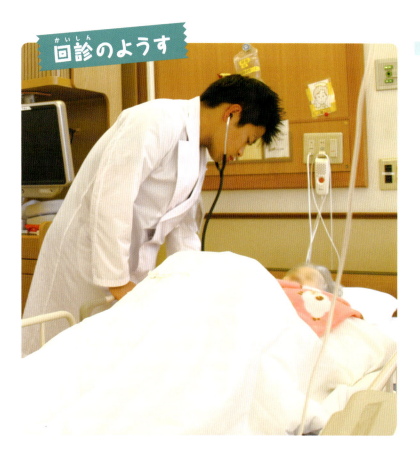

内科医の仕事

内科医には、心臓の治療が専門の循環器内科医、胃や腸、肝臓など、お腹の中の臓器が専門の消化器内科医、脳や神経が専門の神経内科医などがいます。

内科医は、患者の話を注意深く聴きながら、聴診器を使ったり、直接手でふれたりして患者を診察し、病気やからだの具合を診断します。おもに薬を使って治療しますが、手術をすることもあります。

内視鏡での検査や治療も

内科医は、口や鼻、肛門から小さなレンズやカメラのついた管を体内に入れて診察する内視鏡検査も担当します。内視鏡を使うと、からだの中で管の先から小さな器具を出し、できものを切り取る治療などもできます。

内視鏡検査

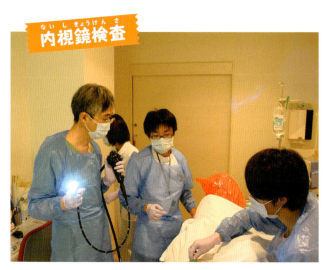

管の先にライトやレンズがついている。

第2章 病院ではたらく人びと

診療し、発育を見守る
小児科医

　小児科医は、おもに乳幼児から14～15歳くらいまでの子どもを専門に診療する医師です。

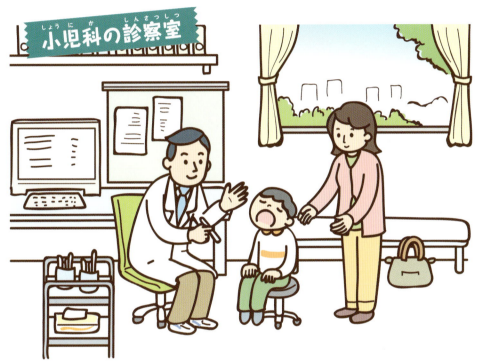

小児科の診察室

患者である子どもや、付き添ってきた保護者から話をよく聴きながら診療する。薬は、粒状の薬ではなく、子どもが飲みやすい粉状のものやシロップの薬を出すことが多い。

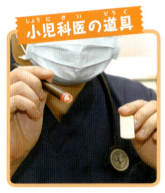

小児科医の道具

へら状の器具は、口の中を診察するときに舌を押さえるために使う。

子ども専門の知識や技術

　子どものからだはおとなよりも小さく、からだの機能が未成熟で完成していません。そのため、治療や手術、薬の使いかたなどには、子ども専門の知識や技術が必要です。また、赤ちゃんはどこが痛いのかを自分で言うことはできません。付き添ってきた保護者から話をよく聴き、診察し、病気を判断しなければなりません。
　子どもは心の発育も十分ではないので、病気になったりケガをしたりしたことや、入院や手術を経験したことで、ショックを受けたり心に傷が残ったりしないよう、子どもの保護者とも相談しながら治療を進めます。

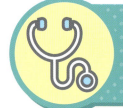
放射線科医

　患者の体内のようすを撮影したCT（コンピュータ断層撮影）検査などの画像から、病気を発見したり、がんなどの放射線治療をしたりします。放射線科医は仕事の内容により、大きく放射線診断医と放射線治療医に分けられます。

画像から病気を発見

　放射線科医は、X線検査やCT、MRI（磁気共鳴画像診断装置）などの画像から、臓器の異常や病気を発見します。そして、その異常や病気がどのような状態かを診断して診療科の医師に伝えます。これを検査画像の「読影」といいます。各診療科の医師たちは、放射線科医の読影を参考にして治療の方針を立てます。

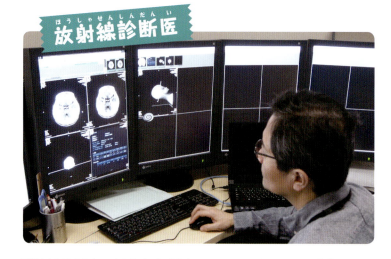

放射線診断医

X線撮影装置や透視撮影装置、CT、MRIなどの画像を見ながら、人間の体内で起こっている病気の性質や広がり、異常を注意深く調べる。

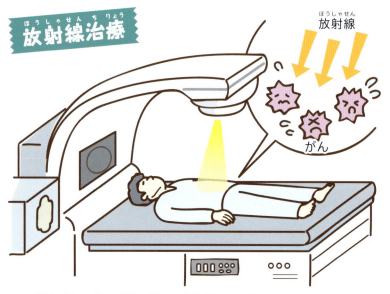

放射線治療

強い放射線を出す放射線治療専用の医療機器を使い、がんに放射線を当て、症状を緩和する治療を行う。

がんなどの放射線治療も

　がんなどの患者に放射線を使った治療をするのも、放射線科医の仕事です。また、X線やCTなどでからだの中を見ながら、細い管や針を入れて治療をすることもあります。

第2章 病院ではたらく人びと

病理医

からだの組織や細胞を調べ、病因や死因をつきとめる

病理医は、患者のからだの組織などをもとに病気をくわしく調べたり、解剖をして死因を調べたりします。

病理医の3つの役割

病理医には、「組織診断」「細胞診断」「病理解剖」という3つの役割があります。

組織診断と細胞診断は、患者のからだから採った組織や細胞を肉眼や顕微鏡でくわしく調べ、病気の種類や状態、進み具合などを診断します。

手術中に切り取った組織や細胞をすぐに調べて知らせる術中迅速診断は、手術の流れを決めるのにも役立ちます。

組織診断、細胞診断

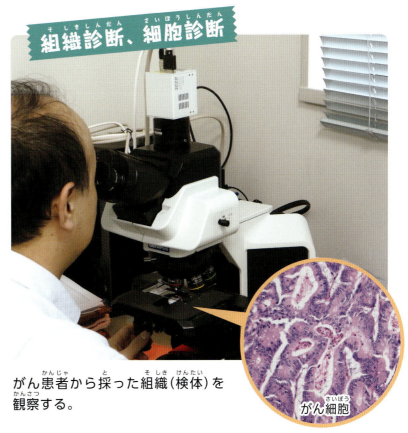

がん患者から採った組織（検体）を観察する。

がん細胞

病理解剖

死因を確かめる

病理解剖では、亡くなった患者の遺体を解剖し、死亡の原因や病気の進み具合、治療の効果などを調べます。

患者の臓器を切り取り、腐らないように薬剤に浸けたものの画像。

41

総合診療医

総合診療医は、診療科目を限定せずにどんな患者でも診察・治療し、必要があれば専門の診療科への引きつぎを行います。

求められるはば広い知識

総合診療医は、いろいろな診療科の知識や技術をはば広く身につけ、患者のどこが悪いのか、どんな病気なのか、状態はどうかなどを診断し、治療します。より専門的な治療が必要だと判断した場合には、患者のくわしい診断書をつけて専門の診療科へ引きつぎます。このときに作成する書類を「紹介状」といいます。

心身の健康には、生活環境や人間関係などさまざまなことがえいきょうします。総合診療医は病気の治療をするだけでなく、患者の生活や家族、友人とのかかわり、学校や会社でのようすなどについても問診し、病気にならないような指導を行います。

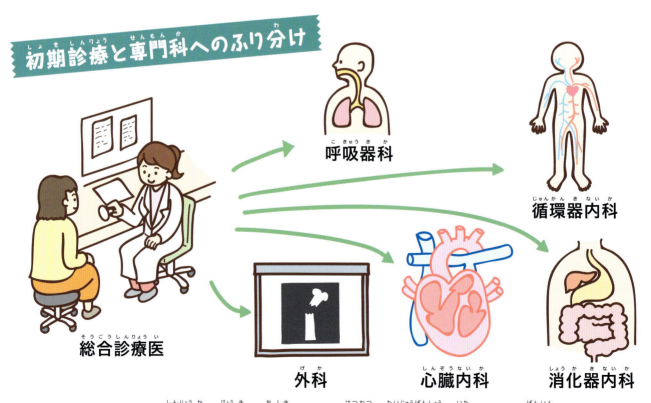

初期診療と専門科へのふり分け

さまざまな診療科の病気の知識をもち、発熱、体重減少、痛みなど、原因がよくわからない症状を診断し、治療する。また、適切な専門科を紹介する。

第2章 病院ではたらく人びと

救急医
緊急の患者を診療する

救急医は、突然の病気や事故、災害などでケガをした緊急度の高い患者を診察・治療します。

救命救急と集中治療

救急医は、救急外来に来たり、救急車などで搬送されてきた救急患者を診断・治療します。命にかかわる重症の患者には救命救急の処置をし、回復するまでICUで集中治療・管理を行います。治療は専門診療科の医師とも協力して行います。

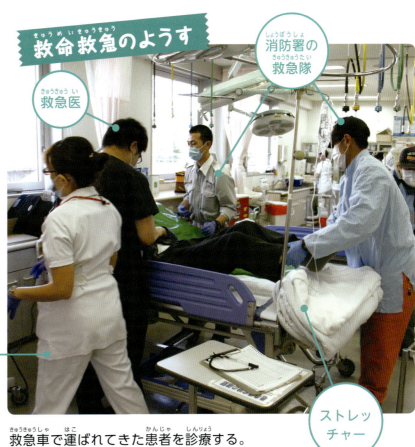

救命救急のようす
・消防署の救急隊
・救急医
・看護師
・ストレッチャー

救急車で運ばれてきた患者を診療する。

現場へ出動

ドクターヘリやドクターカーで出動し、迅速に治療を行うのも救急医です。また、大きな災害や事故が起きたときには現場にかけつけ、一人でも多くの人を助けるためにケガや病気の緊急度と重症度により、治療の優先度を決めて（トリアージ）応急処置をし、病院へ搬送して治療を行います。

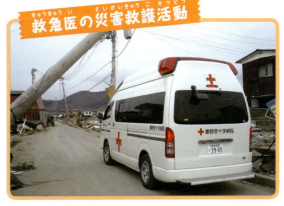

救急医の災害救護活動

災害現場へ向かうドクターカー。写真は2011年の東日本大震災のとき。

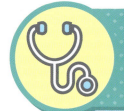

一人前の医師になるために

　医師という仕事は、病気やケガの治療を行うことで人の命を救うことができる、素晴らしい職業です。しかし一人前の医師になるためには、人の何倍もの勉強や訓練をしなければなりません。

きびしい修業時代

　医師になるには、大学の医学部（6年間）を出て、医師国家試験に合格しなければなりません。そして、大学を卒業した後の2年間は、初期研修医（見習いの医師）として病院で診療しながら、先輩の医師たちのきびしい指導を受けます。医師は人の命にかかわる職業です。小さなまちがいや不注意で、取り返しのつかないことが起こりかねません。万が一にもそのようなことがないよう、研修医が勉強しなければならないことは数多くあります。

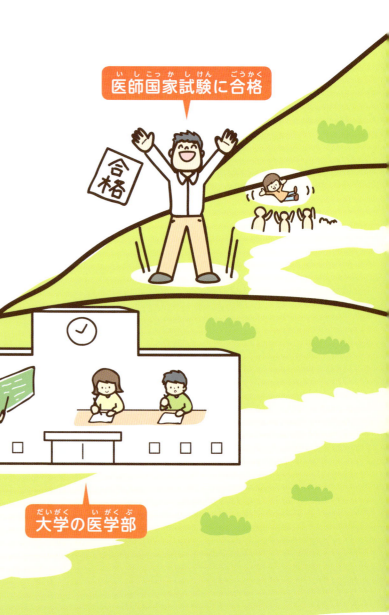

医師への道
医師国家試験に合格
大学の医学部

第2章 病院ではたらく人びと

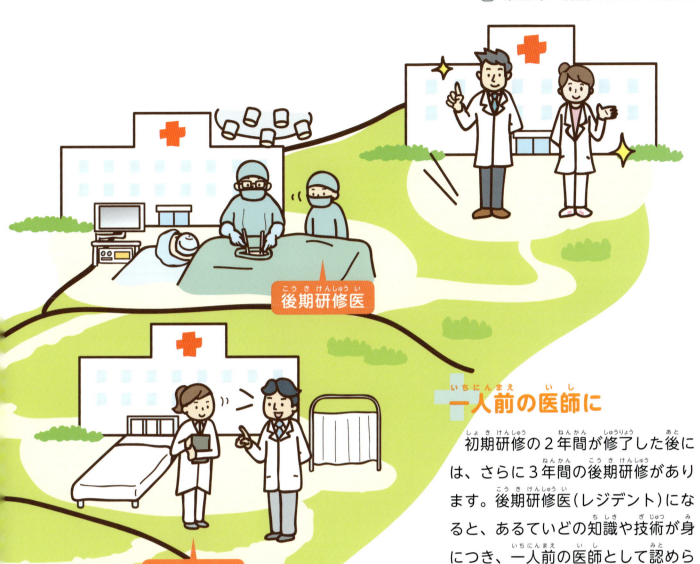

後期研修医

初期研修医

一人前の医師に

　初期研修の2年間が修了した後には、さらに3年間の後期研修があります。後期研修医（レジデント）になると、あるていどの知識や技術が身につき、一人前の医師として認められます。夜間の当直勤務も任されるようになり、専門分野や専門診療科の勉強にも力を入れます。また後期研修医には、先輩として初期研修医の指導をするというたいせつな役割もあります。

一生続く勉強

　医療は日々進歩しています。新しい薬や治療方法もつぎつぎに出てきます。医師は患者によりよい治療を行うため、つねに新しい情報を集めたり最新の論文を読んだりして、知識や技術を高める努力をしなければなりません。一生、勉強が続きます。

45

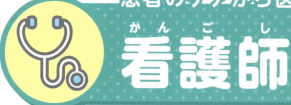

患者のケアから医療行為まで
看護師

　看護師は、医師の指示を受けてさまざまな医療行為や入院患者のケアなどを行います。

正看護師と准看護師

　看護師には、正看護師と准看護師の2種類があります。正看護師は看護師国家試験に合格し、国の厚生労働大臣から看護師免許を受けた看護師、准看護師は各都道府県が実施する資格試験に合格し、知事から免許を受けた看護師のことをいいます。

　また、看護師を補助する人を看護助手といいます。看護助手は医療行為はせず、病室のそうじやシーツの交換、患者の案内などをします。

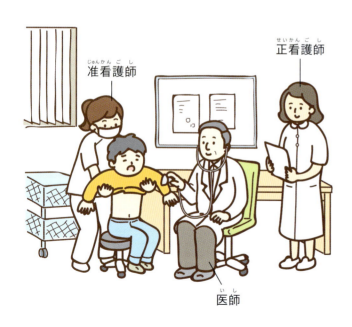

正看護師は、医師が診察しやすいように補助する。准看護師は、一般的に医師や看護師の指示を受け、看護をする。

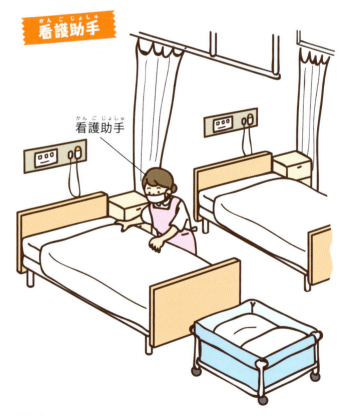

看護助手は看護補助ともよばれる。病室でシーツの交換や病院食の後かたづけなどを行う。

第2章 病院ではたらく人びと

看護師の仕事

看護師の仕事は、注射や採血など医師の指示で行う医療行為、患者への問診や検査、入院患者の容態やカルテの管理、身の回りのケアなどで、とてもたくさんあります。手術室の看護師は手術に使う器具などの準備や手術中の医師の補助、外来の看護師は患者への問診、病棟の看護師は入院患者のケアなど、勤務している場所によって、仕事は少しずつちがいます。

また、病院は24時間体制なので、看護師は2交替か3交替で勤務しています。勤務を交替するときには、次の勤務の人に患者の容態などをきちんと伝えます。これを「申し送り」といいます。

おもな仕事の種類

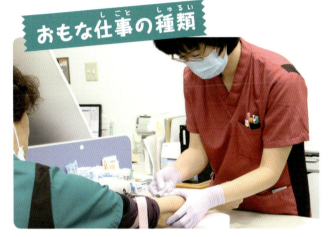

医師の指示のもと、採血を行う。

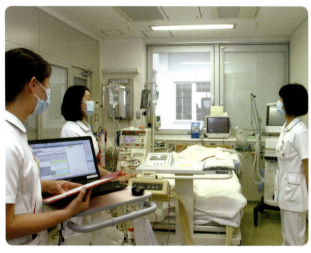

病棟（高度治療室〔HCU：High Care Unit〕）の看護師。重症の患者を看護する。

救急外来ではたらく看護師にインタビュー

仕事の内容は？
救急外来には、緊急度の高い患者さんが運ばれてきます。まずは患者さんが呼吸をしているか、血圧や心拍数はどうか、意識のレベルはどうか、を確認します。

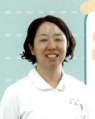

秦野赤十字病院看護師

看護をするときに注意していることは？
患者さんの表情を読み取り、声をかけて、気持ちを引き出すことも看護師のたいせつな仕事の1つです。

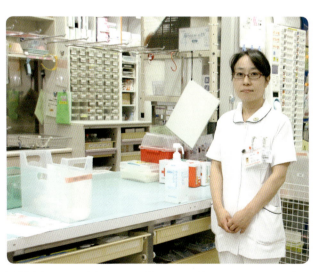

感染管理室の看護師。病院を利用する患者や家族、訪問者をはじめ、病院ではたらくすべての人を、インフルエンザなどの感染源から守る仕事を行う。

放射線の専門知識をもつ
診療放射線技師

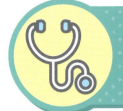

　診療放射線技師は、放射線を使った検査や治療をしたり、検査機器の管理などをしたりします。

医療機器の操作や管理をする

　病院では、CTやMRI、X線などを使った検査をします。また、がんなどの病気では、放射線を使った治療をすることもあります。放射線技師は、放射線や検査・治療に使う機器の専門的な知識をもち、安全に検査や治療ができるよう、機器の操作や管理をしています。
　また、診療放射線技師はたんに画像を撮影するだけではなく、医師が診断しやすいようCTやMRIで撮影した画像を見やすく加工・処理します。

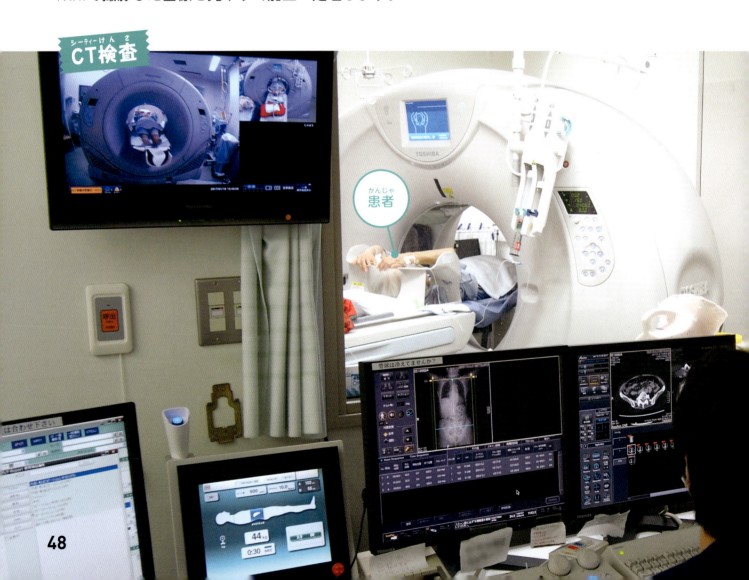

CT検査／患者

第2章 病院ではたらく人びと

MRI検査

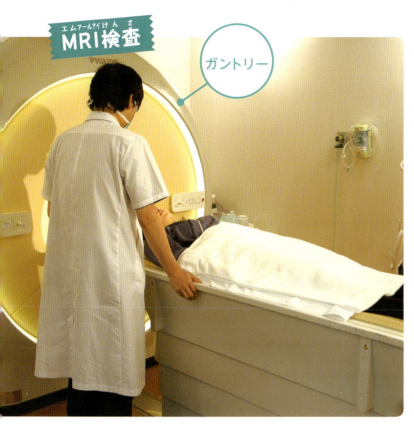

ガントリー

強い磁力を発する機械の中に入り、電磁波がからだに当たると、やまびこのように電磁波が返ってきて画像ができる。大きな輪の部分を「ガントリー」という。輪の中に入ると、ガンガンという大きな音がする。

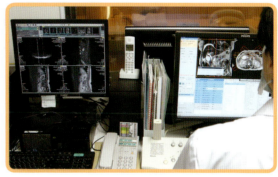

横になった患者がガントリーを通ると、からだを輪切りにした画像が連続で撮影される。

CTはコンピュータによる断層撮影装置。撮影する部分と、撮影した画像を見やすく処理する部分に分かれる。放射線が出る大きな輪のような機械に入り、ぐるりと一回転放射線を当てて写真を撮ると、からだの断面を見ることができる。

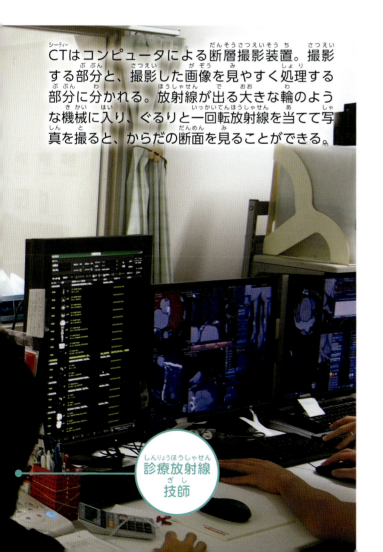

診療放射線技師

X線検査

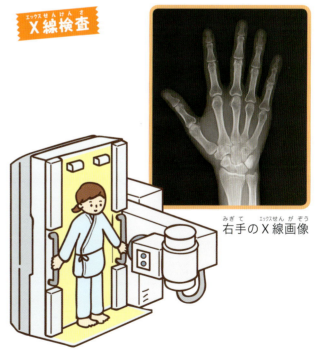

右手のX線画像

X線検査では、からだにX線を当てて撮影する。骨や筋肉などからだの組織によってX線を透過させる率がちがうため、白黒の濃淡のある写真が撮影できる。イラストはバリウムを飲んで胃部のX線画像を撮る検査。

49

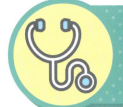

生理機能・検体を調べる
臨床検査技師

臨床検査技師は、からだの状態を調べるためのさまざまな検査をします。

検査結果を診療に活かす

臨床検査技師が行う検査には、大きく分けて生理機能検査と検体検査があります。臨床検査技師は、ただ検査をするだけではなく、検査結果を見て気づいたことを医師に伝えます。医師は検査結果と臨床検査技師の意見も参考にしながら、診断を行います。

生理機能検査

生理機能検査は、患者のからだに直接いろいろな機器をつけて検査をします。心臓の動きを調べる心電図検査や、超音波を使ってからだの内部を映しだす超音波検査（エコー検査）、息を吸ったり吐いたりしてもらい肺の機能を調べる呼吸機能検査、脳の異常を調べる脳波検査、からだの各部の温度を調べるサーモグラフィ検査などがあります。

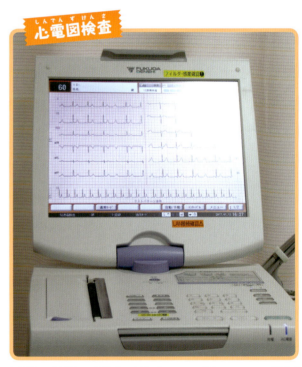

心電図検査

心臓の筋肉が拡張と収縮をくり返すとき、電流が発生する。その変化を波形として記録する。

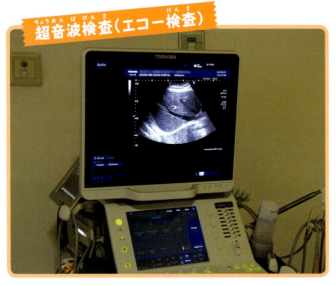

超音波検査（エコー検査）

超音波を当て、その反射を映像化することで、からだの内部の状態を見る。

第2章 病院ではたらく人びと

検体検査

検体検査は、患者から採取した血液や尿、便などを使って、病気やからだの状態を検査します。検査の種類には一般検査のほか、よりくわしく調べる血液学的検査、生化学的検査、微生物学的検査などがあります。

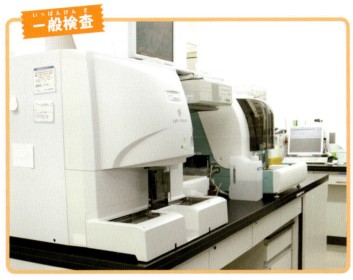

一般検査

尿や便などの検体を検査する。腎臓やぼうこう、大腸などに病気が見つかる場合もある。写真は尿の成分を分析する装置。

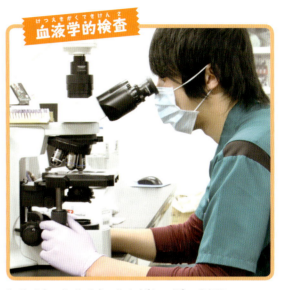

血液学的検査

赤血球や白血球、血小板の数を測定したり、血液の固まりやすさを検査する。

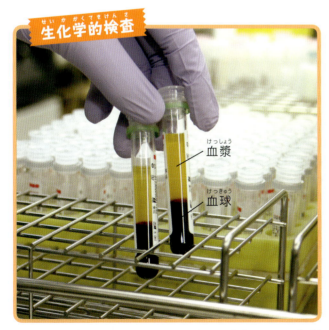

生化学的検査

血液中の糖や脂質、タンパク質、酵素などを化学的に検査する。血液を遠心分離した上澄み(血漿)を使用する。写真は血漿(上:黄色)と血球(下:赤)。

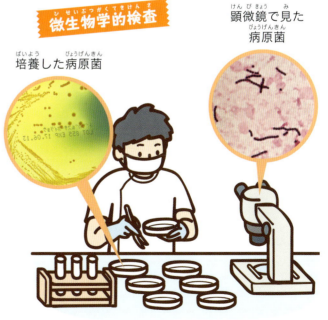

微生物学的検査

培養した病原菌　顕微鏡で見た病原菌

尿や便、血液、分泌物などの検体を用いて、どのような細菌やウイルスがいるのかを特定する。

51

生命維持管理装置を操作・保守する
臨床工学技士

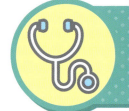

臨床工学技士は、患者の命にかかわる生命維持管理装置の操作や、保守、点検、管理などのメンテナンスをします。

装置全般の管理と教育

生命維持管理装置とは、人間が生きるために必要な心臓、肺、腎臓の機能の一部を担う機器のことで、人工呼吸器、人工心肺装置、人工透析装置などがあります。

臨床工学技士は、生命維持管理装置の組み立てから操作、保守、点検まで、全般的な管理を行います。また、電気メスや除細動器など、病院で使われるさまざまな機器の管理もします。看護師などほかの職員に、装置の使い方を教えるのもたいせつな仕事です。

おもな仕事

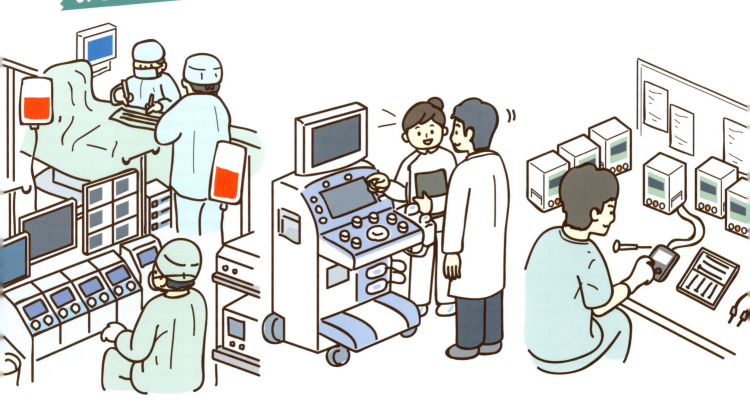

機器の操作。　　操作法を教える。　　保守、点検、管理。

第2章 病院ではたらく人びと

人工透析装置

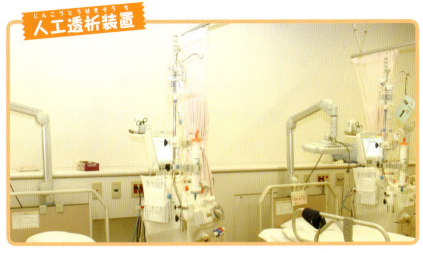
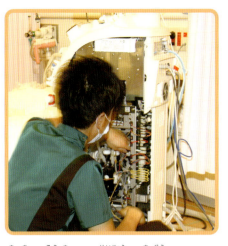

人工透析装置は、腎臓の機能がおとろえ、血液の中の老廃物や余分な水分を取り除いて、尿として体外に排出できなくなったときに使用する。

機器を操作し、正常に作動するかどうかを点検する臨床工学技士。

人工呼吸器

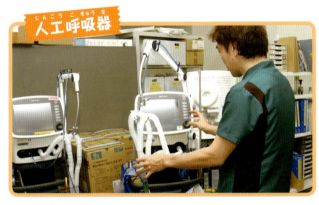

人工呼吸器は、心臓や肺の機能がおとろえて呼吸が弱まり、必要な酸素をからだに十分取り入れることができないときに使用する。臨床工学技士は、人工呼吸器のバッテリーの残量をチェックしたり、交換したりする。機械が故障している場合は、メーカーに連絡して修理してもらう。

人工心肺装置

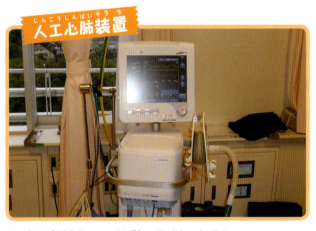

人工心肺装置は、心臓や血管の手術をするときに一時的に心臓を止めたり、病気やケガで心臓が十分に機能しなくなったりしたときに、心臓と肺の役割をする。

臨床工学技士にインタビュー

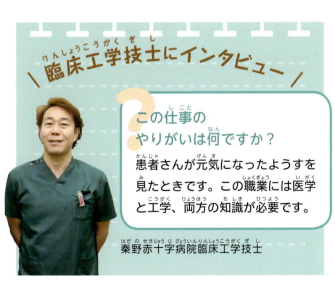

この仕事のやりがいは何ですか?

患者さんが元気になったようすを見たときです。この職業には医学と工学、両方の知識が必要です。

秦野赤十字病院臨床工学技士

そのほかの医療機器

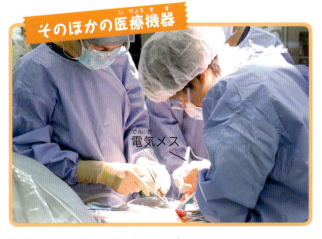

電気メス

電気メスや内視鏡、手術支援ロボットなど、さまざまな医療機器を管理する。

からだを動かすための訓練を指導する
理学療法士

機能を回復させるリハビリテーションを担当する人です。理学療法士は、おもにからだを動かす機能の訓練を指導します。

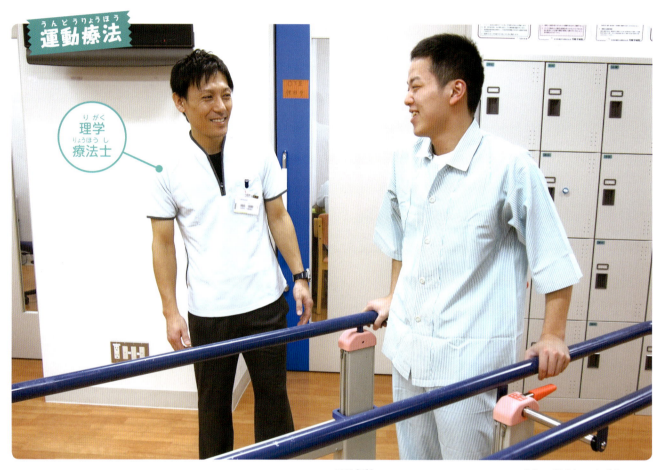

平行棒につかまり、ゆっくりと歩く訓練を指導する。

理学療法って何？

理学療法には大きく分けて、運動療法、物理療法、日常生活動作訓練という3つの方法があります。

運動療法は、ゆっくりと歩いたり、マッサージをしたり、患者のからだを少しずつ動かしたりして機能を回復させていく方法です。物理療法は、電気や超音波を当てたり温めたり冷やしたりして、からだがスムーズに動くようにするものです。日常動作訓練では、おふろに入る、トイレに行くなど日常生活に必要な動作の訓練を指導します。

第2章 病院ではたらく人びと

心身の機能を回復させる
作業療法士

作業療法士は、社会生活を送るために必要な機能の訓練を指導します。

作業をしながら訓練

作業療法は、園芸や手芸を行う、絵をかく、歌を歌う、買い物に行くなど、さまざまな作業をしながら、社会生活に必要な心身の機能を回復させる方法のことです。

運動や心の面などでの「基本的動作能力」、食事をするなどの日常生活に必要な「応用的動作能力」、学校や仕事に行ったり地域の活動に参加したりする「社会的適応能力」という、3つの機能の回復をめざします。

いろいろな作業を通じて、その人らしい、ゆたかな生活が送れるように手助けをします。

いろいろな訓練法

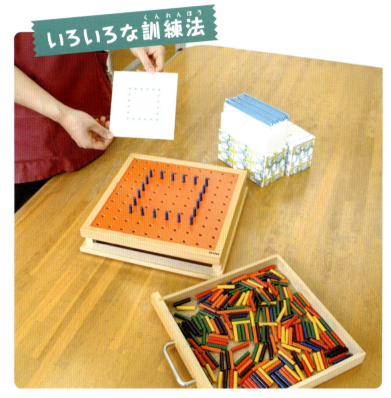

紙にえがかれた模様と同じ形になるよう、小さな棒をつまんで穴にさすゲーム。脳と指先の感覚を養う。

作業療法士にインタビュー

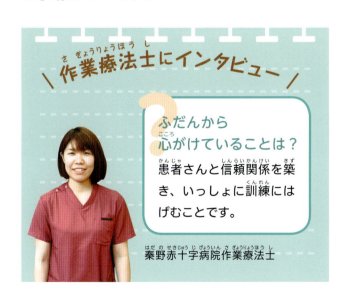

ふだんから心がけていることは？
患者さんと信頼関係を築き、いっしょに訓練にはげむことです。

秦野赤十字病院作業療法士

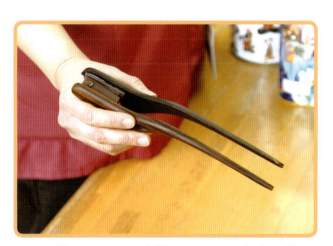

はしを使えるように補助するための器具を使い、もとどおりに近い生活を送れるように支援する。

55

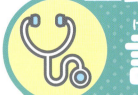

耳と口の機能を回復させる訓練を指導する
言語聴覚士

機能を回復させるリハビリテーションを担当する人です。言語聴覚士は口と耳に関する機能回復の訓練を指導します。

言語聴覚士の役割

言語聴覚士は、おもに口と耳に関する機能が低下した患者の回復のための訓練を指導します。病気やケガなどの後遺症や発達障がいがあって、ことばを話したり、人の話を聞いたり、人とコミュニケーションを取ることがむずかしい患者と1対1で、または何人かの患者とグループになって、ことばを口に出したりおたがいに話をしたりする訓練の指導をします。

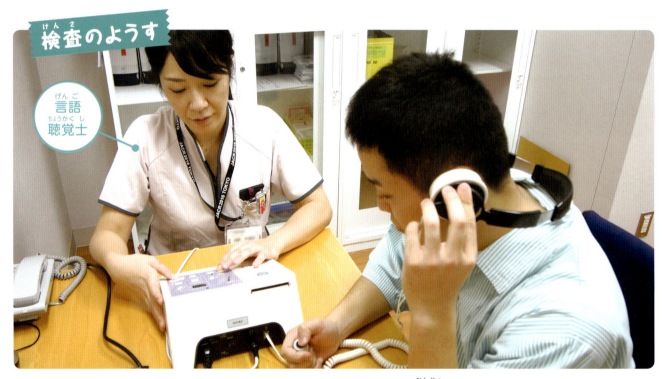

検査のようす

言語聴覚士

患者にヘッドホンをつけてもらい、ことばや音の聞こえ方などを検査する。

ものを飲みこむ訓練

ものを噛んだり飲みこんだりする力がおとろえると、食べ物が食べられずにからだが弱ったり、気道に入ってむせたり肺炎をおこしたりしてしまいます。噛む力、飲みこむ力を訓練して回復させるのも、言語聴覚士の仕事です。

第2章 病院ではたらく人びと

目の検査から視力が低下した人のリハビリまで
視能訓練士

視能訓練士は、眼科で目に関する検査や、目の機能を回復させるための訓練を指導します。

視能訓練士の役割

視能訓練士は、おもに目に関する機能の検査（視能検査）や回復のための訓練を指導します。視能検査では視力のほか、眼球運動や視野、眼底※、眼圧、眼位（目の向き）などに異常がないか調べます。

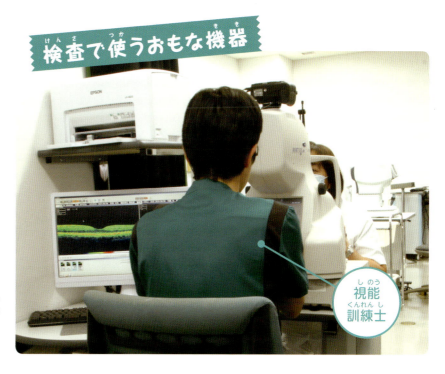
検査で使うおもな機器

「3D OCT」という3次元眼底像撮影装置を用いて眼底の写真を撮る。

視能訓練士

眼鏡の使いかたも

眼鏡やコンタクトレンズの度数を合わせたり、弱視や斜視の子どもの機能を回復させる訓練を指導したり、視力の落ちた高齢者に拡大鏡や拡大読書器などの適切な使いかたを指導するのも、視能訓練士の仕事です。

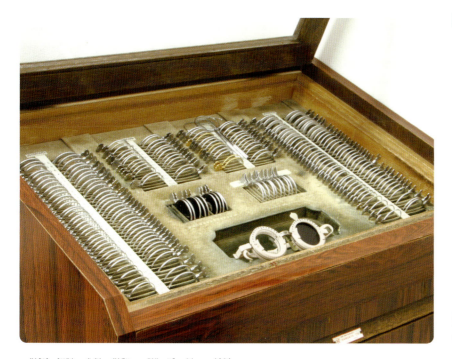

視力をはかるときに使うレンズセット。

※眼球の内面の部分。眼底には光や色を感じる網膜がある。

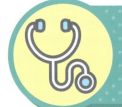

病院の食事の献立づくりや栄養指導をする
管理栄養士

　管理栄養士は、入院患者それぞれの状態に合わせた食事の献立を考えたり、食事療法が必要な患者に栄養指導をしたりします。

病院食の管理

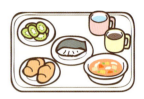
病院食の例。

　入院している患者の状態は人それぞれです。胃や腸の手術をして固形のものは食べられない人もいれば、病気のために塩分や糖分をへらしたり、1食ごとのエネルギー量が決められている人もいます。
　管理栄養士は、患者一人ひとりの状態を理解して食品の構成や栄養を考え、いろいろな制限があっても食事をおいしく食べてもらえるよう、献立や味のバランスなどを工夫します。

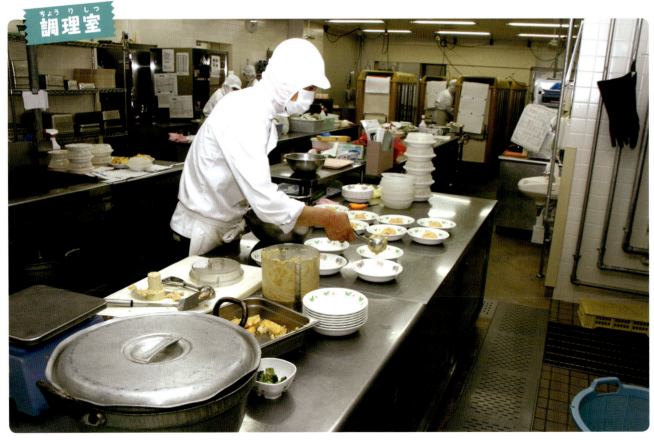

調理室

病棟で出される病院食は、患者一人ひとりすべて異なる。エネルギー、タンパク質、脂質、糖質を制限したり、消化のよいものやアレルギーの有無を考えたメニューなど、個別対応になっている。

第2章 病院ではたらく人びと

病院食の内容

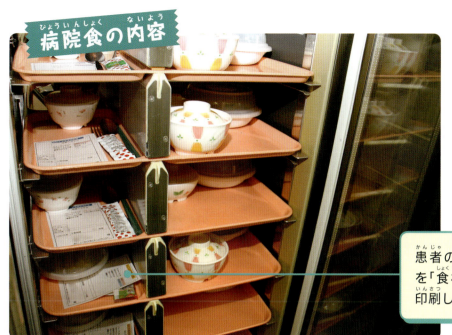

病棟で出される食事の種類は、「一般食」、「治療食」、消化のしやすい「流動食」などに分けられる。治療食はさらに、エネルギー制限食、塩分制限食、タンパク質制限食、透析食、脂質制限食、手術後食、貧血食などに分けられる。

患者の氏名と食事の情報を「食札」とよばれる紙に印刷し、トレーに置く。

重要な栄養状態

病気やケガから早く回復するには、栄養状態をよくすることがとてもたいせつです。栄養状態が悪いと回復がおくれるだけでなく、じょくそう（床ずれ）ができる原因にもなります。管理栄養士は、医師や看護師、理学療法士などとも協力しながら、栄養状態をよくすることで患者の回復を手助けします。

栄養指導

食事の管理が必要な患者に栄養指導をするのも、管理栄養士の仕事です。食事のとり方や栄養バランス、塩分や糖分をへらした料理やかんたんな調理方法など、食事に関するさまざまなアドバイスをします。

食事の相談

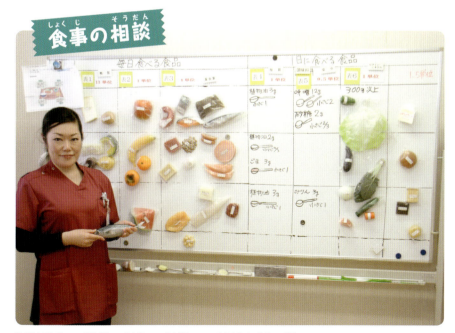

入院患者や外来の患者と面談し、栄養指導を行う。
食品の模型を使い、わかりやすく説明する。

59

調剤、説明、管理をする
病院薬剤師

薬剤師は、患者が飲む薬や点滴、注射などの管理や服薬指導などを行います。

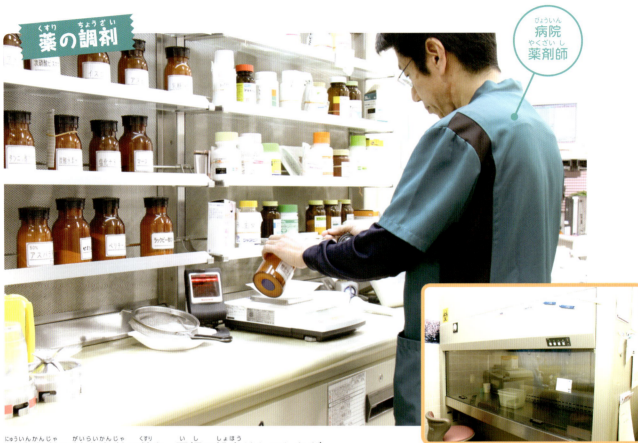

薬の調剤

病院薬剤師

入院患者や外来患者の薬を、医師の処方せんにしたがって調合することを「調剤」という。飲み薬だけではなく、患者に処置する点滴や注射の薬も調合する。

がんを治療するための薬（抗がん剤）を調剤する部屋。副作用の強い抗がん剤がほかの部屋に拡散しないよう、厳重な構造になっている。

薬剤師の役割

　薬剤師は町の薬局やドラッグストアにもいますが、病院にいる薬剤師のことを「病院薬剤師」といいます。病院薬剤師には、薬の調剤、説明、管理という3つの役割があります。
　薬剤師は、患者の薬にまちがいがないかどうか、何度も確認します。もしまちがった薬を投与してしまったら、命にかかわるかもしれないからです。医師の処方せんや患者のカルテを見て、副作用のあるなしやほかの薬を飲んでいないかなどを確認し、もし何か疑問があれば医師に連絡・確認し、相談します。

第2章 病院ではたらく人びと

薬の説明

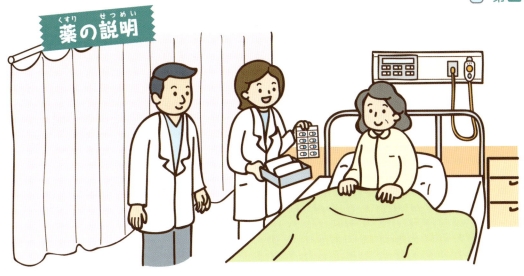

薬の飲み方や使い方、副作用などを患者に説明し、わからないことがあれば患者の質問に答える。また、医師が組み合わせのよくない薬を処方していないかどうかをチェックすることも薬剤師のたいせつな仕事。

薬の管理

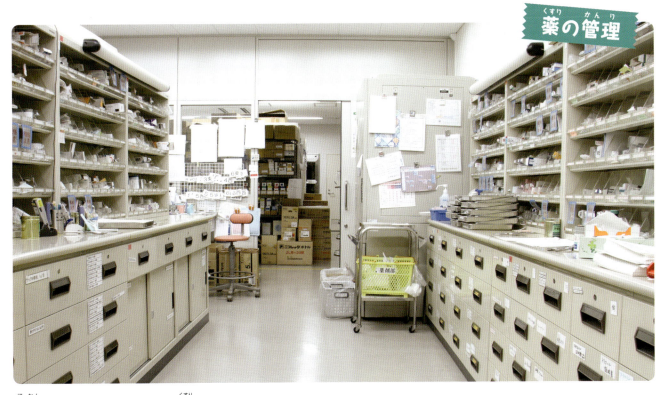

保管されているたくさんの薬や、その情報を管理する。薬の中には取りあつかいや保管に注意が必要なものや、もちだすときには許可が必要なものも多い。

病院薬剤師にインタビュー

病院ではどのような薬をあつかっているのですか？

薬剤師があつかえる薬は、厚生労働省が認めた薬のみです。飲み薬や外用薬（ぬり薬や点眼薬、点鼻薬など）などを合わせて、約1200～1300種類の薬を常備し、それらの品質を管理しています。

秦野赤十字病院薬剤師

さくいん

あ
- ICU ……………………………… 11, 19, 43
- ER ………………………………… 15, 19
- 医学部 ……………………………… 44
- 医師国家試験 ……………………… 44
- 一次救急 …………………………… 14
- 胃腸科病院 ………………………… 10
- 一般病院 …………………………… 10
- 医療機関 …………………………… 8
- 医療相談室 ………………………… 21
- 受付 …………………………… 20, 22
- 運動療法 …………………………… 54
- 栄養指導 …………………………… 59
- X線 …………………………… 40, 48
- X線検査 ……………………… 40, 49
- MRI …………………………… 40, 48

か
- 回診 ………………………………… 36
- 外来 …………………………… 12, 18, 22
- 外来診察室 ………………………… 23
- 外来診療 ……………………… 12, 32, 36
- カルテ ………………… 26, 36, 47, 60
- 眼科 ………………………………… 10
- 看護師 ………………………… 25, 46
- 看護助手 …………………………… 46
- カンファレンス …………………… 36
- 管理栄養士 ………………………… 58
- 救急医 ……………………………… 43
- 救急外来 …………… 12, 14, 15, 19, 43
- 救急診療 …………………………… 14
- 救命救急 …………………………… 43
- 救命救急センター ………………… 14
- 緊急入院 …………………………… 13
- 形成外科医 ………………………… 34
- 外科 ………………… 10, 12, 26, 36, 37
- 外科医 ………………………… 34, 36
- 外科病棟 …………………………… 26
- 血液学的検査 ……………………… 51

- 言語聴覚士 ………………………… 56
- 検査室 ……………………………… 19
- 検食 ………………………………… 33
- 検体検査 ……………………… 50, 51
- 抗がん剤 …………………………… 60
- 後期研修医 ………………………… 45
- 公的医療保険 ……………………… 9
- 公立病院 …………………………… 10
- 国民皆保険制度 …………………… 9
- 国立がん研究センター …………… 11
- 個人病院 …………………………… 10

さ
- サーモグラフィ検査 ……………… 50
- 細胞診断 …………………………… 41
- 作業療法士 ………………………… 55
- 三次救急 …………………………… 14
- 産婦人科 …………………………… 23
- CT ……………………………… 40, 48
- 磁気共鳴画像診断装置 …………… 40
- 執刀医 ……………………………… 25
- 視能訓練士 ………………………… 57
- 耳鼻科 ……………………………… 10
- 事務室 ………………………… 20, 21
- 集中治療 …………………………… 43
- 集中治療室 …………………… 11, 19
- 手術 …………………………… 25, 37
- 手術室 ………………………… 19, 24
- 手術台 ……………………………… 24
- 循環器内科医 ……………………… 38
- 准看護師 …………………………… 46
- 紹介状 ……………………………… 42
- 消化器外科医 ……………………… 34
- 消化器内科医 ……………………… 38
- 聖徳太子 …………………………… 30
- 小児科 ………………… 10, 12, 23, 39
- 小児科医 …………………………… 39
- 初期研修医 ………………………… 44
- 助手 ………………………………… 25
- 処方せん …………………………… 60
- 神経内科医 ………………………… 38

語	ページ
人工呼吸器	52, 53
人工心肺装置	52, 53
人工透析装置	52, 53
診察室	18
心臓血管外科医	34
心電図	27
心電図検査	17, 50
診療所	8
診療費支払機	20, 21
診療放射線技師	48
生化学的検査	51
正看護師	46
整形外科医	34
整形外科病院	10
精神科病院	11
生命維持管理装置	52
生理機能検査	50
全身麻酔	24
総合診療医	42
組織診断	41

た
退院	13
大学附属病院	10, 15
断層撮影装置	49
超音波検査	50
調剤	60
治療食	59
定期健康診断	17
電子カルテ	27
点滴	26
点滴処置台	26
読影	40
ドクターヘリ	2, 18, 43
特定機能病院	11
トリアージ	15, 43

な
ナースコール	26, 27
ナースステーション	26
内科	10, 12, 23, 26
内科医	38
内科病棟	26
内視鏡	38
中待合	22
二次救急	14
入院	12, 13
人間ドック	17
脳外科病院	10
脳波検査	50

は
微生物学的検査	51
皮膚科	12
病院	8
病院食	58, 59
病院長	32
病院薬剤師	60
病室	27
病棟	19, 26
病理医	41
病理解剖	41
服薬指導	60
平行棒	28
ヘリポート	19
放射線科医	40
放射線診断医	40
放射線治療	40
放射線治療医	40
保健所	9
保険証	9

ま
マイクロサージャリー	25
麻酔	24, 35
麻酔科医	35

や
無影灯	24
薬局	8, 60

ら
理学療法	54
理学療法士	54, 59
リハビリテーション	28, 54, 56
流動食	59
臨床検査技師	50
臨床工学技士	52
霊安室	19
レジデント	45

著者	梶 葉子（かじ ようこ）
	医療ジャーナリスト
	成蹊大学文学部日本文学科卒。一橋大学大学院社会学研究科修士課程修了。システムエンジニアとしてコンピューター会社に勤務後、テクニカルライターとして独立。フリーライターを経て、2002年から医療系の専門誌・書籍など主に医療機関や医師への取材、インタビューを中心とした執筆活動を続ける。著書に『図解 病院のしくみが面白いほどわかる本』（中経出版）、『Q&A 図解でわかる 医療費早わかりBOOK』共著（医学通信社）など。

- イラスト　すどうまさゆき
- 編集・デザイン　ジーグレイプ株式会社
- 撮影　浅野 剛
- 撮影協力／写真提供
  - 社会医療法人財団石心会 川崎幸病院……表紙、p.14～15、p.17、p.19、p.25、p.33～37、p.40～41、p.48～49、p.54、p.56
  - 社会医療法人財団石心会 埼玉石心会病院……p.35
  - 秦野赤十字病院 ……p.10、p.20～21、p.23～24、p.26～29、p.38～39、p.43、p.47、p.50～51、p.53、p.55、p.57～61
  - 公立豊岡病院組合立豊岡病院……p.2～3
  - 国立研究開発法人国立がん研究センター……p.11
  - 全国健康保険協会……p.9
  - 日本光電工業株式会社……後見返し
- 資料協力
  - 一般財団法人日本AED財団（減らせ突然死実行委員会）
  - 総務省消防庁

よくわかる病院
役割・設備からはたらく人たちまで

2017年5月2日　第1版第1刷発行
2018年10月16日　第1版第2刷発行

- 著者　梶 葉子
- 発行者　後藤淳一
- 発行所　株式会社PHP研究所
  - 東京本部　〒135-8137　江東区豊洲5-6-52
    - 児童書出版部　☎03-3520-9635（編集）
    - 普及部　☎03-3520-9630（販売）
  - 京都本部　〒601-8411　京都市南区西九条北ノ内町11
  - PHP INTERFACE　https://www.php.co.jp/
- 印刷所
- 製本所　図書印刷株式会社

©Yoko Kaji 2017 Printed in Japan　　ISBN978-4-569-78650-6

※本書の無断複製（コピー・スキャン・デジタル化等）は著作権法で認められた場合を除き、禁じられています。また、本書を代行業者等に依頼してスキャンやデジタル化することは、いかなる場合でも認められておりません。
※落丁・乱丁本の場合は弊社制作管理部（☎03-3520-9626）へご連絡下さい。送料弊社負担にてお取り替えいたします。

63P 29cm NDC498

AEDって何だろう？

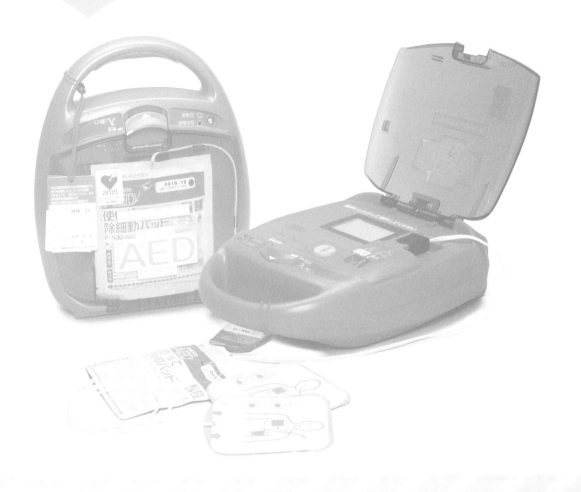

　AED(自動体外式除細動器)は、心臓に電気ショックをあたえて、人を助けるための「治療機器」です。それと同時に、ショックが必要かどうかを判断してくれる「診断機器」でもあります。
　AEDは、心臓がけいれんし血液を流すポンプ機能を失った状態(心室細動)になったときに、心臓に電気ショックをあたえることで正常なリズムにもどします。

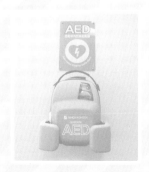
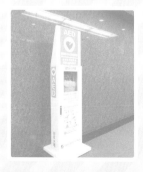

　ＡＥＤは、駅や学校、スポーツ競技場、デパートなどに設置してある。ＡＥＤの入っているケースのとびらを開け、ＡＥＤの電源を入れると音声メッセージが流れる。その音声にしたがって操作する。